STOPPEN MET ROKEN

Allen Carr

Stoppen met roken

Achtste druk

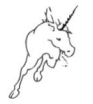

1995 – Forum – Amsterdam

Oorspronkelijke titel: Allen Carr's Easy Way To Stop Smoking
Vertaling: Eveline de Mooij
Omslagontwerp: Volken Beck

CIP-GEGEVENS KONINKLIJKE BIBLIOTHEEK, DEN HAAG

Carr, Allen

Stoppen met roken / Allen Carr ; [vert. uit het Engels: Eveline de Mooij]. – Amsterdam : De Boekerij.
Vert. van: The easy way to stop smoking. – Harmondsworth : Penguin, 1987. – Oorspr. uitg.: (S.l.) : Carr, 1985.
ISBN 90-225-1348-3
NUGI 735
Trefw.: roken.

© 1985, 1991 by Allen Carr
© 1992 voor de Nederlandse taal: De Boekerij bv, Amsterdam

Niets uit deze uitgave mag worden verveelvoudigd en/of openbaar gemaakt door middel van druk, fotokopie, microfilm of op welke andere wijze ook zonder voorafgaande schriftelijke toestemming van de uitgever.

ALLEN CARR – STOPPEN MET ROKEN

Allen Carr voltooide in 1958 zijn accountantsopleiding. Hij werkte in die functie met veel succes, maar zijn 'honderd sigaretten per dag'-verslaving dreef hem tot wanhoop. In 1983, na talloze mislukte stoppogingen met behulp van de Wilskracht Methode, ontdekte hij iets waar de hele wereld op had zitten wachten – een EENVOUDIGE METHODE OM TE STOPPEN MET ROKEN. Hij gaf zijn baan op en besloot de wereld van het roken af te helpen. Sindsdien houdt hij groepssessies die weken van tevoren zijn volgeboekt; vanuit alle hoeken van de wereld komen rokers om zo'n sessie bij te wonen – uitsluitend door mond-tot-mond-reclame. Inmiddels zijn van zijn boek, dat in zeven talen verscheen, meer dan 250.000 exemplaren verkocht en dat aantal groeit nog steeds.

Voor de rokers die ik niet heb kunnen helpen, in de hoop dat het met dit boek wél lukt.

En voor Sid Sutton.

Maar vooral voor Joyce.

Inhoud

    Voorwoord 9
    Inleiding 10
1 Een grotere nicotineverslaafde dan ikzelf, ben ik nog niet tegengekomen 15
2 De Eenvoudige Methode 19
3 Waarom is het moeilijk om te stoppen? 23
4 De geraffineerde val 27
5 Waarom gaan we door met roken? 30
6 Nicotineverslaving 31
7 Hersenspoeling en de slapende partner 39
8 Het opheffen van ontwenningsverschijnselen 46
9 Situaties bij stress 48
10 Situaties bij verveling 50
11 Situaties bij concentratie 51
12 Situaties bij ontspanning 53
13 Combinatiesigaretten 55
14 Wat geef ik op? 57
15 Zelfgekozen slavernij 61
16 Ik bespaar f x per week 63
17 Gezondheid 66
18 Energie 70
19 Het ontspant me en geeft me zelfvertrouwen 71
20 Die onheilspellende zwarte schaduwen 72
21 De voordelen van het roken 74
22 Stoppen met de Wilskacht Methode 75
23 Pas op voor 'minderen' 82
24 Eén sigaretje 86
25 Gelegenheidsrokers, tieners, niet-rokers 88
26 De heimelijke roker 95
27 Een sociale gewoonte? 97
28 Timing 99

29 Zal ik de sigaret missen? 104
30 Zal ik dikker worden? 107
31 Vermijd onzuivere motieven 109
32 De eenvoudige manier om te stoppen 111
33 De ontwenningsperiode 116
34 Eén trekje maar... 121
35 Is het voor mij moeilijker? 122
36 De belangrijkste oorzaken van mislukking 124
37 Vervangende middelen 126
38 Moet ik verleidelijke situaties vermijden? 129
39 Het moment van openbaring 132
40 De laatste sigaret 135
41 Een allerlaatste waarschuwing 136
42 Vijf jaar feedback 137
43 Help de roker die op het zinkende schip achterblijft 144
44 Advies aan niet-rokers 147
Tot slot: help mee om dit schandaal te beëindigen 149

Voorwoord

Eindelijk de wondermethode waar iedere roker op heeft zitten wachten:

– Direct
– Even effectief voor de zware als voor de lichte roker
– Nauwelijks merkbare ontwenningsverschijnselen
– Geen wilskracht nodig
– Geen shockeffecten
– Geen foefjes of hulpmiddelen
– Geen gewichtstoename
– Voorgoed

Als u een roker bent is het enige dat u moet doen: verder lezen.

Als u een niet-roker bent die dit boek voor een dierbare koopt, is het enige dat u moet doen: hem of haar overhalen het boek te lezen. Als dat niet lukt, lees het boek dan zelf. In het laatste hoofdstuk vindt u adviezen hoe u de boodschap kunt overbrengen.
In datzelfde hoofdstuk leest u ook hoe u kunt voorkomen dat uw kinderen met roken beginnen. Laat u niet misleiden door het feit dat ze sigaretten vies vinden. Dat vonden namelijk alle kinderen voordat ze verslaafd raakten.

Inleiding

'Ik ga de wereld van het roken af helpen.'
Ik sprak tegen mijn vrouw. Ze dacht dat ik gek was geworden. Begrijpelijk als je bedenkt dat ze me ongeveer om de twee jaar een serieuze stoppoging zag ondernemen. Nog begrijpelijker als je bedenkt dat ik na de laatste poging als een klein kind had zitten huilen omdat het toch weer mislukt was, ondanks zes maanden van pure beproeving. Ik huilde omdat ik wist dat ik door het opgeven van die poging de rest van mijn leven een roker zou blijven. Ik had zoveel energie in die poging gestopt en wist dat ik het niet nóg eens zou kunnen opbrengen dezelfde beproeving te ondergaan. En nog begrijpelijker als je bedenkt dat ik die uitspraak deed niet lang nadat ik mijn laatste sigaret had uitgemaakt. Niet alleen was ik ervan af maar ik ging de rest van de wereld er ook van af helpen!
Als ik terugkijk op mijn leven lijkt het alsof alles wat ik gedaan heb één grote voorbereiding is geweest op het oplossen van het sigarettenprobleem. Zelfs die verschrikkelijke jaren waarin ik opgeleid werd en werkte als beëdigd accountant, waren van onschatbare waarde voor het ontrafelen van het raadsel van de sigarettenvalkuil. Ze zeggen weleens dat je niet hele volksstammen continu kunt misleiden, maar volgens mij is dat precies wat de tabaksindustrie al jaren doet. Ik denk ook dat ik de eerste ben die de 'sigarettenfuik' helemaal doorziet. Dit kan arrogant klinken en ik haast mij hieraan toe te voegen dat dat niet zozeer mijn verdienste is alswel het gevolg van een aantal toevallige gebeurtenissen in mijn leven.
De gedenkwaardige dag was 15 juli 1983. Ik weet niet hoe een ontsnapte krijgsgevangene zich voelt, maar ik kan me voorstellen dat zo iemand dezelfde opluchting voelde die ik ervoer na het uitmaken van die laatste sigaret. Ik realiseerde mij dat ik iets ontdekt had waar iedere roker diep in zijn hart naar verlangde: een eenvoudige manier om met roken op te houden. Na geëxperimenteerd te hebben met vrienden en familieleden, werd ik een full-time therapeut, die andere rokers helpt om ermee te stoppen.
De eerste editie van dit boek schreef ik in 1985.

Een van mijn 'mislukkingen', de man die ik in hoofdstuk 25 beschrijf, was de aanleiding. Hij consulteerde me twee keer, en beide keren waren we allebei in tranen. Hij was erg van streek en het lukte me niet hem zó te laten ontspannen dat hij hoorde en begreep wat ik vertelde. Als ik dit nou eens opschrijf, dacht ik, dan kan hij het lezen op een door hemzelf gekozen moment, in zijn eigen tempo, zo vaak als hij wil, zodat hij de boodschap makkelijker in zich op kan nemen.

Ik schrijf deze inleiding ter gelegenheid van het verschijnen van de tweede editie van het boek. De eerste editie ligt nu voor me en op de omslag zie ik het rode balkje waarop staat vermeld dat het al die jaren een bestseller was. Ik denk aan de duizenden brieven die ik heb gekregen van rokers en hun familieleden vanuit de hele wereld, om me te bedanken voor het feit dat ik het boek heb geschreven. Helaas heb ik geen gelegenheid om al die brieven te beantwoorden, maar iedere brief doet me plezier, en alleen al één zo'n brief maakt het de moeite waard om hiermee bezig te zijn.

Het blijft me verbazen dat ik nog steeds, iedere dag, iets nieuws leer over het roken. Tegelijkertijd blijft de basisfilosofie van het boek onaangetast.

Perfectie is dan misschien iets wat niet bestaat, maar er is één hoofdstuk dat ik nooit zal veranderen, namelijk het hoofdstuk dat ik het gemakkelijkst vond om te schrijven en dat toevallig ook bij de meeste lezers goed aanslaat, en dat is hoofdstuk 21.

Naast mijn ervaring met de consulten die ik gaf, heb ik ook het voordeel van vijf jaar feedback van het boek. Door de veranderingen die ik heb aangebracht ten opzichte van de eerste editie, is de boodschap nog gerichter geworden; ik heb me daarbij geconcentreerd op die gevallen waarbij het mislukte, teneinde de redenen voor mislukking nog verder te beperken.

De meesten van mijn 'mislukkingen' zijn jongeren, die door hun ouders gedwongen werden om naar me toe te gaan, maar die zelf niet wilden ophouden. Maar zelfs van die groep heb ik 75 procent ervan af geholpen. Heel af en toe heb ik een echte 'mislukking', iemand die zielsgraag wil ophouden, zoals de man in hoofdstuk 25. Dat raakt me diep en het piekeren over hoe ik zo iemand wél zou kunnen bereiken, bezorgt me van tijd tot tijd een slapeloze nacht.

Ik zie dat dan ook niet als een mislukking van de roker maar als mijn eigen mislukking, omdat het mij niet gelukt is die roker duidelijk te maken hoe gemakkelijk het is om te stoppen en hoeveel prettiger het leven is als je wel uit die gevangenis bent ontsnapt.

Ik weet dat iedere roker het behalve gemakkelijk ook heel prettig vindt om te stoppen, maar sommige rokers hebben zulke vastgeroeste opvattingen dat ze zich dat niet kunnen voorstellen – de angst om te stoppen blokkeert hun gedachten. Het komt niet bij hen op dat het juist de sigaretten zijn die die angst veroorzaken en dat de grootste winst bij het stoppen is dat ze die angst kwijt zijn.

De eerste editie heb ik opgedragen aan de 16 tot 20 procent van de mensen die ik niet heb kunnen genezen. Dit percentage was gebaseerd op het 'geld-terug-systeem', dat ik toepas bij mijn consulten.

Ik heb in de loop der jaren heel wat kritiek gekregen op mijn methode maar ik weet dat het voor iedere roker werkt. De meest voorkomende klacht die ik hoor is: 'Uw methode werkte niet voor mij.' Die rokers leggen me uit wat ze gedaan hebben en dan blijkt dat voor ongeveer de helft het tegenovergestelde te zijn van mijn instructies – en dan snappen ze niet waarom ze nog roken!

Stel dat je je leven lang in een doolhof rondloopt waar je niet uit kunt komen. Nu heb ik een plattegrond van het doolhof en zeg: 'Eerst linksaf, daarna naar rechts', enzovoort. Als je één instructie mist, is de rest van de instructies zinloos en zul je nooit uit de doolhof ontsnappen.

Aanvankelijk hield ik mijn consulten op individuele basis. De enigen die bij mij aanklopten, waren de totaal wanhopige rokers. Ik werd als een soort kwakzalver beschouwd. Nu word ik als dé expert gezien op dit gebied en komt men vanuit alle hoeken van de wereld om mij te consulteren. Ik behandel nu acht rokers per sessie en nog steeds zijn er lange wachtlijsten. Toch adverteer ik niet. Als u mij opzoekt in het telefoonboek, zult u daar niets over roken vinden.

Bij praktisch iedere zitting is wel een ex-alcoholist of een ex-heroïneverslaafde aanwezig, of ook wel ex-gokverslaafden. Ik heb mijn methode uitgeprobeerd met alcoholisten en heroïneverslaafden en, vooropgesteld dat ze niet al een programma van 'Anonieme Alcoholisten' of 'Anonieme Drugverslaafden' hadden gevolgd, is mijn ervaring dat ze makkelijker te genezen zijn dan rokers. De methode werkt voor iedere drugverslaving.

Wat ik de hinderlijkste factor vind, is het gemak waarmee ex-verslaafden weer verslaafd raken, of ze nu roker, heroïneverslaafde of alcoholist waren. De aandoenlijkste brieven die ik krijg zijn van rokers die dit boek hebben gelezen, of ophielden met behulp van mijn videoband, en vervolgens weer verslaafd raakten. Ze zijn eerst zo blij dat ze bevrijd zijn maar ze vallen weer in de kuil en komen erachter dat het de tweede keer niet meer voor ze werkt. Ik sta te popelen om dit probleem aan te pakken, om

deze rokers te helpen om opnieuw te stoppen en om de relatie duidelijk te maken tussen alcohol, drugs en roken, maar ik realiseer me dat dit een onderwerp is voor een heel nieuw boek. Daar werk ik op het ogenblik aan.
Veruit de meest gehoorde kritiek is dat in het boek zoveel herhaald wordt. Daar sta ik nog steeds helemaal achter. Zoals ik in het boek uiteenzet is het hoofdprobleem niet de chemische verslaving, maar de hersenspoeling die daar een gevolg van is. Ironisch genoeg zijn het juist de rokers wie het niet lijkt te lukken, die daarover klagen. Hoe zou dat komen?
Zoals ik al zei, ik krijg heel veel loftuitingen en ook enige kritiek. In het begin stond de medische wereld er nogal sceptisch tegenover maar nu zitten daar mijn grootste aanhangers. Sterker nog, het grootste compliment dat ik kreeg was van een arts. Hij zei min of meer: 'Ik wou dat ik dat boek had geschreven.'

HOOFDSTUK 1

Een grotere nicotineverslaafde dan ikzelf, ben ik nog niet tegengekomen

Misschien moet ik eerst toelichten hoe ik de deskundigheid heb opgedaan om dit boek te kunnen schrijven. Nee, ik ben geen arts of psychiater; mijn kwalificaties zijn veel beter: drieëndertig jaar van mijn leven ben ik een verstokt roker geweest. In die laatste jaren rookte ik er soms wel honderd, maar nooit minder dan zestig per dag.
Tijdens mijn leven heb ik tientallen pogingen ondernomen om te stoppen. Een keer stopte ik gedurende zes maanden maar ik klom nog steeds in de gordijnen en probeerde nog steeds zo dicht mogelijk bij rokers te staan om maar een vleugje tabaksrook op te kunnen snuiven; in de trein ging ik nog steeds in rookcoupés zitten.
Voor de meeste rokers is het, wat betreft de gezondheid, een kwestie van 'Ik stop voordat het mij overkomt'. Ik had het stadium bereikt waarin ik wist dat het me de dood in zou jagen. Ik had een permanente hoofdpijn met een drukkend gevoel door het constante hoesten. De ader die in het midden van mijn voorhoofd naar beneden loopt, voelde ik voortdurend kloppen, en ik was ervan overtuigd dat er ieder moment een explosie in mijn hoofd kon plaatsvinden en dat ik zou sterven aan een hersenbloeding. Dat hinderde me maar weerhield me er niet van.
Ik had het punt bereikt waarop ik het zelfs had opgegeven om te stoppen. Niet dat ik zo van het roken genoot. Bijna alle rokers hebben wel een bepaalde periode in hun leven gehad waarin ze dachten van een sigaret te genieten, maar zelfs dat heb ik nooit gehad. Ik heb de lucht en de smaak altijd verafschuwd, maar ik dacht dat een sigaret me hielp om me te ontspannen. Het gaf me moed en vertrouwen en ik voelde me altijd ellendig als ik probeerde te stoppen, niet in staat om me een prettig leven zonder sigaretten voor te stellen.
Ten slotte stuurde mijn vrouw mij naar een hypnotherapeut. Ik moet toegeven dat ik er zeer sceptisch tegenover stond. Indertijd wist ik ook niets van hypnose en ik had alleen maar beelden van mystieke figuren met priemende ogen en slingerende pendels. Ik had alle gebruikelijke waanideeën die iedere roker over roken heeft, op één na – ik wist dat ik

iemand met een sterke wil was. Alle andere gebeurtenissen in mijn leven beheerste ik. Maar de sigaret beheerste mij. Ik dacht dat hypnose een kwestie was van iemands wil beïnvloeden, en hoewel ik niet tegenwerkte (evenals de meeste rokers wilde ik dolgraag stoppen) dacht ik dat niemand mij wijs kon maken dat ik geen behoefte zou hebben om te roken. De hele zitting leek tijdverspilling. De hypnotherapeut liet me allerlei dingen doen, zoals mijn armen optillen. Niets leek goed te werken. Ik bleef bij bewustzijn. Ik kwam niet in trance, tenminste dat dacht ik, en toch, na die zitting stopte ik niet alleen met roken maar genóót van het proces, zelfs tijdens de ontwenningsperiode.

Voordat u nu naar een hypnotherapeut rent, wil ik één ding heel duidelijk maken. Hypnotherapie is een manier van communiceren. Als de verkeerde boodschap wordt doorgegeven, zult u niet met roken ophouden. Ik zal de laatste zijn om deze man te bekritiseren, want als ik niet naar hem toe was gegaan zou ik nu dood zijn. Maar het was ondanks hem en niet dankzij hem. Ook wil ik niet de indruk wekken hypnotherapie af te kraken; integendeel, ik gebruik het als onderdeel van mijn therapie. Het is de macht van de suggestie en het gaat om een sterke kracht die zowel goed als fout gebruikt kan worden. Ga nooit naar een hypnotherapeut tenzij hij of zij u persoonlijk door iemand die u waardeert en vertrouwt, is aangeraden.

Tijdens die verschrikkelijke jaren als roker dacht ik dat mijn leven afhankelijk was van die sigaretten; ik was eerder bereid om te sterven dan om zonder sigaretten te zijn.

Tegenwoordig vragen mensen mij of ik nog wel eens ontwenningsverschijnselen heb, van die zogenaamde ontwenningsscheuten. Het antwoord is: 'Nooit, nooit, nooit' – precies het tegenovergestelde. Ik heb een fantastisch leven gehad. Als ik door het roken het loodje had gelegd, had ik niet mogen klagen. Ik heb veel geluk gehad maar het meest fantastische wat me ooit is overkomen, is dat ik van die nachtmerrie verlost ben, die slavernij om door het leven te moeten gaan terwijl je systematisch je eigen lichaam kapotmaakt en je daar nog blauw aan betaalt ook. Laat ik even heel duidelijk zijn: ik ben geen mystiek figuur. Ik geloof niet in tovenaars en sprookjes. Ik heb een wetenschappelijk georiënteerde geest en alles wat op magie lijkt zou ik niet begrijpen. Ik begon te lezen over hypnose en over roken. Maar nergens kwam ik een uitleg tegen over het wonder dat was gebeurd. Waarom was het nou zo gemakkelijk geweest om te stoppen terwijl het daarvóór weken van zware depressie waren?

Het kostte me flink wat tijd om het allemaal uit te werken, voornamelijk omdat ik er van achteren naar voren mee bezig was. Ik probeerde erachter te komen waarom het zo gemakkelijk was geweest om te stoppen, terwijl het werkelijke probleem is om uit te leggen waarom rokers het *moeilijk* vinden om op te houden. Rokers hebben het over de vreselijke ontwenningsverschijnselen, maar toen ik terugkeek en mij die afschuwelijke verschijnselen probeerde te herinneren, bestonden ze niet voor me. Er was geen lichamelijke pijn. Het zat allemaal in je hoofd.

Mijn full-time beroep is nu om andere mensen eraf te helpen. Ik heb daar heel veel succes mee. Ik heb duizenden rokers geholpen om op te houden. Laat ik van meet af aan duidelijk zijn: verstokte rokers bestaan niet. Ik heb nog nooit iemand ontmoet die zó verslaafd was (of *dacht* dat-ie dat was) als ik. Niet alleen kan iedereen stoppen met roken, maar het is ook voor iedereen eenvoudig. In feite is het angst die ons aan het roken houdt, de angst dat het leven zonder sigaretten nooit meer zo aangenaam zal zijn en de angst dat u iets wordt afgenomen. Maar niets is minder waar. Niet alleen is het leven net zo aangenaam, in vele opzichten is het zelfs veel aangenamer, en dan heb ik het nog niet eens over een betere gezondheid, de extra energie en de financiële voordelen.

Voor iedere roker kan stoppen met roken gemakkelijk zijn, zelfs voor u! U hoeft alleen maar de rest van dit boek te lezen met een open geest. Hoe beter u het begrijpt, hoe gemakkelijker u het vindt. Maar zelfs als u iets niet begrijpt zult u het, mits u de instructies opvolgt, toch nog gemakkelijk vinden. Het belangrijkste daarbij is dat u niet snakkend naar een sigaret door het leven gaat of met het gevoel dat u iets ontnomen is. Het enige raadsel zal zijn waarom u het zo lang heeft gedaan.

Maar één waarschuwing: er zijn bij mijn methode slechts twee oorzaken voor mislukking:

1 HET NIET OPVOLGEN VAN DE INSTRUCTIES

Sommige mensen vinden het irritant dat ik zo dogmatisch ben met bepaalde raadgevingen. Ik ga u bijvoorbeeld straks aanraden om niet te gaan proberen te minderen, of om geen vervangende middelen, zoals snoepjes, kauwgom enzovoort te gaan gebruiken (zeker niet iets waar nicotine in zit). De reden dat ik daar zo dogmatisch in ben, is omdat ik weet waar ik het over heb. Ik zal niet ontkennen dat er veel mensen zijn die erin geslaagd zijn te stoppen ondanks die kunstgrepen, maar het is ze gelukt ondanks die dingen en niet dankzij. Er zijn mensen die staande in een hangmat de liefde kunnen bedrijven, maar het is niet de gemakkelijkste manier. Alles wat ik zeg heeft een reden: om het eenvoudig te maken om te stoppen en om succes te verzekeren.

2 HET NIET SNAPPEN

Neem niets zonder meer aan. Stel u kritisch op, niet alleen bij wat ik u vertel, maar ook ten opzichte van uw eigen ideeën en over wat de samenleving u geleerd heeft over roken. Bijvoorbeeld, degenen die denken dat het alleen maar een gewoonte is, zouden zich eens moeten afvragen waarom ze andere gewoonten, waaronder hele prettige, zo gemakkelijk kunnen laten terwijl een gewoonte die vies smaakt, een vermogen kost en ons de dood in jaagt, zo moeilijk is op te geven. Degenen die denken dat ze een sigaret heerlijk vinden, zouden zich moeten afvragen waarom ze andere dingen in het leven, die oneindig veel aangenamer zijn, zo gemakkelijk kunnen doen of laten. Waarom moet iemand *per se* een sigaret hebben en raakt hij in paniek als hij er geen heeft?

HOOFDSTUK 2

De Eenvoudige Methode

De bedoeling van dit boek is om u in de juiste gemoedstoestand te brengen. Bij de gebruikelijke methoden om te stoppen heb je, als je ermee begint, een gevoel alsof de Mount Everest beklommen moet worden en zit je de eerstvolgende weken naar een sigaret te snakken en met jaloezie naar andere rokers te kijken. Maar bij deze methode ervaar je meteen, vanaf het begin, een gevoel van opgetogenheid, alsof je van een verschrikkelijke ziekte bent genezen. Vanaf dat moment zult u zich gaandeweg steeds sterker gaan afvragen hoe u in vredesnaam die sigaretten ooit hebt kunnen roken. U zult naar rokers gaan kijken met medelijden in plaats van met afgunst.

Vooropgesteld dat u geen niet-roker of ex-roker bent, is het van groot belang dat u blijft roken totdat u het boek helemaal uit heeft. Dit kan tegenstrijdig klinken. Later zal ik uitleggen dat sigaretten absoluut niets voor u doen. In feite is een van de vele raadsels van het roken dat we, terwijl we die sigaret roken, ernaar kijken en ons afvragen waarom we het doen. Pas als we een tijdje zonder sigaretten hebben gezeten, worden ze zo waardevol. Hoe dan ook, laten we aannemen – of u het nou leuk vindt of niet – dat u denkt dat u verslaafd bent. Als je denkt dat je verslaafd bent, kun je nooit volledig ontspannen zijn of kun je je nooit echt goed concentreren, tenzij je rookt. Probeer dus niet te stoppen voordat u het hele boek heeft uitgelezen. Als u verder leest zal uw wens om te roken geleidelijk afnemen. Stop echter niet halverwege het boek, dat zou fataal kunnen zijn. Weet u nog, u hoeft alleen maar de instructies op te volgen. Na vijf jaar feedback van het boek, kan ik zeggen dat de instructie om door te gaan met roken totdat het boek uit is, mij, samen met het hoofdstuk over 'Timing', de meeste frustraties heeft bezorgd. Toen ik net was opgehouden, stopten ook veel vrienden en kennissen van mij, alleen maar omdat ik het gedaan had. Ze dachten: als het hem lukt moet het iedereen lukken. In de daaropvolgende jaren gaf ik van tijd tot tijd zachte wenken aan degenen die niet gestopt waren, om ze ervan te overtuigen hoe heerlijk het is om vrij te zijn! Toen het boek was verschenen, deelde

ik exemplaren uit aan 'de harde kern' – familie en vrienden die nog steeds rookten. Ik ging er daarbij van uit dat, zelfs als het 't saaiste boek zou zijn dat ooit was geschreven, ze het toch wel zouden lezen, al was het alleen maar omdat de schrijver een vriend van hen was. Ik was verbaasd maar ook gekwetst toen ik er maanden later achter kwam dat ze niet eens de moeite hadden genomen het uit te lezen. Ik ontdekte zelfs dat degene die toen mijn beste vriend was, zijn door mij gesigneerde originele exemplaar niet alleen niet had gelezen maar ook nog had weggegeven. Dat kwetste me indertijd, maar wat ik daarbij over het hoofd zag was de vreselijke angst die verslaving aan tabak bij de roker teweegbrengt. Dat kan sterker dan vriendschap zijn. Ik heb om die reden bijna een echtscheiding veroorzaakt. Mijn moeder zei eens tegen mijn vrouw:
'Waarom dreig je niet met weggaan als hij niet met roken ophoudt?' Waarop mijn vrouw antwoordde: 'Omdat hij me dan inderdaad zal laten gaan.' Ik schaam me om het toe te geven, maar ik denk dat ze gelijk had, zó groot is de angst die roken veroorzaakt. Ik realiseer me nu dat veel rokers het boek niet uitlezen omdat ze het gevoel hebben dat als ze het uit hebben, ze ook moeten stoppen.

Sommigen lezen opzettelijk maar één regel per dag om die doemdag uit te stellen. Ik ben me ervan bewust dat veel rokers onder druk zijn gezet – door dierbaren – om het boek toch vooral te lezen. Maar bekijk het nu eens van een andere kant: wat heb je te verliezen? Als u aan het eind van het boek niet ophoudt, bent u niet slechter af dan u nu bent. U HEBT ABSOLUUT NIETS TE VERLIEZEN EN ZO VEEL TE WINNEN! Als u nou toevallig al een paar dagen of weken niet hebt gerookt maar niet zeker weet of u nou een roker, een ex-roker of een niet-roker bent, rook dan liever niet terwijl u het boek leest. In feite bent u al een niet-roker. Het enige dat nu nog moet gebeuren, is uw gedachten op één lijn te krijgen met uw lichaam. Aan het eind van het boek zult u een tevreden niet-roker zijn.

In wezen is mijn methode precies het tegenovergestelde van de gebruikelijke methoden om te stoppen. De *gebruikelijke* methode is om de aanzienlijke nadelen op te sommen en dan te zeggen: 'Als ik het nou maar lang genoeg zonder sigaret volhoud, zal op den duur de zin om te roken verdwijnen. Dan kan ik weer van het leven genieten, vrij van de tabaksverslaving.' Dit is een logische manier van redeneren en duizenden rokers stoppen iedere dag met behulp van een soortgelijke methode. Maar het is moeilijk om op deze manier te stoppen, en wel om de volgende redenen:

1 Stoppen met roken is niet het echte probleem. Iedere keer dat je een sigaret uitmaakt, stop je met roken. Je hebt misschien ijzersterke motieven om op de eerste dag te zeggen: 'Ik wil niet meer roken' – alle rokers hebben dat, iedere dag van hun leven, en de motieven zijn sterker dan je voor mogelijk houdt. Het werkelijke probleem is de tweede dag, de tiende dag of de duizendste dag, als je op een zwak moment of als je wat gedronken hebt, of misschien juist wel op een sterk moment, een sigaret opsteekt, en omdat het deels om een drugverslaving gaat, wil je er nog een, en opeens ben je weer een roker.

2 De bangmakerijen met betrekking tot de gezondheid zouden ons doen ophouden. Ons verstand zegt: 'Hou ermee op. Doe niet zo stom', maar in feite maakt dat het moeilijker. We roken bijvoorbeeld als we zenuwachtig zijn. Vertel een roker dat het hem de dood in jaagt en het eerste dat hij doet is een sigaret opsteken. Bij het Antoni van Leeuwenhoeckhuis aan de Plesmanlaan in Amsterdam liggen buiten op de stoep meer peuken dan bij welk ander ziekenhuis ook.

3 Alle redenen om met roken te stoppen maken het om twee andere redenen juist moeilijker. *Ten eerste*: omdat ze een gevoel van opoffering veroorzaken. Ze dwingen ons om ons makkertje, ons steuntje in de rug, ons pleziertje of hoe de roker het ook maar ziet, op te geven. *Ten tweede*: omdat ze een 'blinde vlek' veroorzaken. De redenen waarom we roken zijn namelijk niet dezelfde als waarom we zouden moeten stoppen. De werkelijke vraag is dus: 'Waarom wíllen we of waarom móeten we zo nodig roken?'

De Eenvoudige Methode komt er in het kort op neer om eerst alle redenen waarom we graag zouden willen stoppen, te vergeten, vervolgens het sigarettenprobleem onder ogen te zien en onszelf daarbij de volgende vragen te stellen:

1 Wat doet het voor me?
2 Geniet ik er eigenlijk van?
3 Moet ik echt mijn hele leven bloeden om die dingen in mijn mond te kunnen steken en mezelf te verstikken?

De verrukkelijke waarheid is dat het helemaal niets voor je doet. Laat ik het duidelijker stellen: ik bedoel niet dat de nadelen van het roken zwaarder wegen dan de voordelen; dat weten alle rokers hun hele leven al. Ik bedoel dat er *niet één* voordeel zit aan het roken. Het enige voor-

deel dat het ooit had, was dat het sociaal gezien een meerwaarde had; tegenwoordig beschouwen zelfs rokers het als een asociale gewoonte.
De meeste rokers hebben de behoefte om te verklaren waarom ze roken, maar de redenen zijn stuk voor stuk drogredenen en illusies.
Allereerst gaan we die drogredenen en illusies ontmaskeren. U zult zich dan realiseren dat er niets valt op te geven. En niet alleen valt er niets op te geven, maar het levert bovendien zulke prettige positieve winstpunten op om een niet-roker te zijn, waarvan gezondheid en geld er maar twee zijn. Als eenmaal de illusie dat het leven zonder sigaret nooit meer zo prettig zal zijn, uit de weg is geruimd, als u zich eenmaal realiseert dat het leven niet alleen net zo aangenaam maar zelfs veel aangenamer is, als eenmaal het gevoel van iets te missen of dat u iets ontnomen wordt, teniet is gedaan, dan hebben we het nog weleens over gezondheid en geld – en de tientallen andere redenen om te stoppen met roken. Dat zijn de aanvullende positieve extra's die u helpen om datgene te bereiken waar het werkelijk om gaat: volledig van uw leven te kunnen genieten, vrij van die tabaksverslaving.

HOOFDSTUK 3

Waarom is het moeilijk om te stoppen?

Zoals ik eerder uitlegde, raakte ik in dit onderwerp geïnteresseerd door mijn eigen verslaving. Toen ik uiteindelijk stopte ging het als bij toverslag. Toen ik eerder probeerde te stoppen, waren er weken van zware depressie. Er zaten wel dagen tussen waarop ik relatief opgewekt was, maar de volgende dag viel ik dan weer terug in de depressie. Het was alsof ik uit een gladde kuil probeerde te kruipen, je voelt dat je er bijna bent, je ziet de zon al schijnen en dan merk je dat je weer terugglijdt. Ten slotte steek je die sigaret op, die verschrikkelijk vies smaakt en je vraagt jezelf af waarom je dat in vredesnaam doet.
Een van de vragen die ik altijd stel aan rokers voordat ze mij consulteren, is: 'Wil je met roken stoppen?' In zekere zin is dat een domme vraag. Iedere roker (inclusief de medewerkers van het Voorlichtingsbureau Sigaretten en Shag dat steeds adverteert met slogans als 'Roken moet mogen' of 'Gewoon roken. Hou 't gezellig') zou dolgraag willen ophouden. Als je aan de meest verstokte roker vraagt of hij, als hij terug kon gaan naar de tijd voordat hij verslaafd was, met roken zou beginnen, zou hij zonder meer antwoorden: 'NOOIT!'
Vraag een verstokte roker – iemand die denkt dat het zijn gezondheid niet schaadt, die zich niets aantrekt van het sociale stigma en die het zich financieel kan permitteren (tegenwoordig zijn dat er niet meer zoveel) – of hij zijn kinderen zou aanmoedigen om te roken en zijn antwoord zal zijn: 'NOOIT!'
Alle rokers hebben het gevoel dat zich een soort kwade geest van hen heeft meester gemaakt. In eerste instantie is het een kwestie van: 'Ik ga stoppen, niet vandaag maar morgen.' Uiteindelijk kom je in het stadium waarin je denkt dat je óf niet voldoende wilskracht hebt óf dat die sigaret iets heeft wat jij nodig hebt om van het leven te kunnen genieten.
Zoals ik al eerder zei, het hele probleem is niet zozeer het uitleggen waarom het gemakkelijk is om te stoppen, maar het uitleggen *waarom het zo moeilijk is ermee op te houden*. Hamvraag hierbij is waarom iemand eigenlijk rookt of waarom ooit zelfs meer dan 60 procent van de bevolking

rookte. Het hele roken is een groot raadsel. De enige reden waarom we ermee beginnen, is omdat duizenden mensen het ook doen. Toch zouden al die duizenden mensen willen dat ze er nooit aan begonnen waren en proberen ze ons duidelijk te maken dat het tijd- en geldverspilling is. Maar eigenlijk geloven we niet dat ze er niet van genieten. Wij associëren het met volwassen zijn en doen er de nodige moeite voor om zelf verslaafd te raken. Vervolgens zijn we de rest van ons leven bezig onze kinderen te vertellen om er nooit aan te beginnen en proberen we zelf om ervan af te komen.

Daar moeten we dan ook nog behoorlijk veel geld voor de lucht in blazen. De gemiddelde 'twintig per dag'-roker besteedt gedurende zijn of haar leven ƒ 90.000 aan sigaretten. Wat doen we nou eigenlijk met dat geld? (Als we het in de gracht gooiden zou het minder erg zijn.) In feite gebruiken we het om systematisch kankerverwekkend teer in onze longen te brengen waardoor op den duur onze bloedvaten dichtslibben en vergiftigd raken. Elke dag moet iedere spier en ieder orgaan meer zuurstof ontberen waardoor we steeds trager worden. We veroordelen onszelf levenslang tot viezigheid, naar rook stinkende adem, tanden met bruine aanslag, kleren met brandgaten, smerige asbakken en de stank van muffe tabak. Het is een leven van slavernij. De helft van de tijd bevinden we ons in situaties waarin de samenleving ons verbiedt om te roken (kerken, ziekenhuizen, alle openbare gebouwen enzovoort) of, als we proberen te minderen of te stoppen, hebben we het gevoel dat we iets missen. De rest van ons rokende leven bevinden we ons in situaties waarin we mogen roken maar zouden willen dat we dat niet deden. Wat is dat nou voor een soort liefhebberij die je, als je ermee bezig bent, zou willen laten en als je het laat, je ernaar doet snakken. Het is een leven waarbij je door de helft van de gemeenschap wordt bekeken als een soort melaatse, en, wat nog erger is, het is een leven waarbij je als intelligent, weldenkend mens jezelf met minachting bekijkt. De roker veracht zichzelf, op iedere Nationale of Internationale Niet-Roken-Dag, iedere keer als hij ongevraagd de waarschuwing van Volksgezondheid onder ogen krijgt of er weer eens gewaarschuwd wordt voor de kans op kanker, iedere keer als hij het benauwd heeft en pijn in zijn borst voelt, iedere keer is hij de eenzame roker in gezelschap van niet-rokers. Door het leven te moeten met steeds die donkere schaduwen op de achtergrond, wat levert dat nou op? ABSOLUUT NIETS! Plezier? Ontspanning? Een steuntje in de rug? Een makkertje? Een speeltje? Genot? Allemaal illusies tenzij u iemand bent die ervan geniet om te kleine schoenen te dragen omdat het uittrekken van zulke schoenen zo prettig is!

Zoals ik al zei, het werkelijke probleem zit hem in het uitleggen, niet alleen waarom rokers het moeilijk vinden om te stoppen maar waaróm iemand eigenlijk rookt. Nu zult u waarschijnlijk zeggen: 'Ja, allemaal goed en wel, ik snap 't, maar als je eenmaal verslaafd bent aan die dingen, is het knap lastig om ermee op te houden.' Maar waarom is het zo lastig en waarom moeten we het doen? Een roker zoekt zijn hele leven naar het antwoord op die vraag.

Sommigen zeggen dat het komt door de sterke ontwenningsverschijnselen. In feite zijn de eigenlijke ontwenningsverschijnselen bij nicotine zo mild (zie hoofdstuk 6) dat de meeste rokers zich nooit hebben gerealiseerd dat ze drugverslaafden zijn.

Sommigen zeggen dat sigaretten zo lekker zijn. Dat zijn ze niet. Het zijn vieze, walgelijke dingen. Vraag iedere roker die denkt dat hij alleen maar rookt omdat hij het lekker vindt, of hij, als hij zijn eigen merk niet kan roken en alleen maar een merk dat hij afschuwelijk vindt, dan stopt met roken? Rokers roken nog liever een oud stuk touw dan helemaal niets. Dat heeft met lekker vinden niets te maken. Ik hou van kreeft maar ik ben nooit in het stadium gekomen waarbij ik zo nodig twintig kreeften om m'n nek moest hangen. Andere dingen vinden we prettig op het moment dat we ermee bezig zijn, zonder dat we het gevoel hebben iets te missen als we ermee ophouden.

Sommigen zoeken het in diepere psychologische oorzaken, het Freud-syndroom, 'het kind aan de moederborst'. In werkelijkheid is het precies het tegenovergestelde. De gebruikelijke reden waarom we beginnen te roken, is om te laten zien dat we volwassen zijn. Als we in gezelschap op onze duim zouden moeten zuigen, zouden we ons doodschamen.

Sommigen denken dat het andersom is, dat het macho-image wordt versterkt door rook door je neusgaten te blazen. Maar ook dit argument snijdt geen hout. Een brandende sigaret in je oor zou er belachelijk uitzien. Hoeveel belachelijker is het dan niet om het kankerverwekkende teer in je longen te zuigen?

Sommigen zeggen: 'Ik vind het prettig om iets met m'n handen te kunnen doen.' Nou, waarom steek je hem dan aan?

'Het is orale bevrediging.' Nou, waarom steek je hem dan aan?

'Het is het gevoel van de rook die in m'n longen komt.' Dat is een afschuwelijk gevoel – dat noemen we 'verstikking'.

Velen denken dat roken de verveling verdrijft. Ook dat is een misvatting. Verveling is een gemoedstoestand.

Drieëndertig jaar lang was mijn reden dat het me ontspande, me vertrouwen gaf en moed. Ik wist ook dat het me de dood in joeg en dat het me een vermogen kostte. Waarom ging ik niet naar mijn huisarts om hem iets anders te vragen wat me zou ontspannen en me moed en vertrouwen zou geven? Ik ging niet omdat ik wist dat hij iets anders zou voorstellen. Het was dan ook niet mijn reden; het was mijn excuus.

Sommigen zeggen dat ze alleen maar roken omdat hun vrienden het doen. Bent u echt zo stom? Zo ja, bid dan maar dat uw vrienden hun hoofd niet afhakken om van hun hoofdpijn af te komen.

De meeste rokers die erover nadenken komen uiteindelijk tot de conclusie dat het alleen maar een gewoonte is. Dat is geen echte verklaring maar, nadat alle gebruikelijke rationele verklaringen zijn weersproken, lijkt dat het enige overblijvende excuus. Helaas is deze verklaring net zo onlogisch. Iedere dag van ons leven brengen we veranderingen aan in onze gewoonten, ook in hele prettige. Mijn eetgewoonten houden nog verband met de periode waarin ik nog rookte. Ik ontbijt en lunch nooit; ik gebruik maar één maaltijd per dag, 's avonds. Maar als ik met vakantie ga is het ontbijt mijn favoriete maaltijd. Als ik echter weer thuis ben ga ik zonder enige moeite weer op mijn oude gewoonte over.

Waarom gaan we door met een gewoonte die vreselijk smaakt, ons de dood in jaagt, ons een vermogen kost, die vies en walgelijk is en die we dolgraag zouden willen opgeven, terwijl het enige dat we daarvoor moeten doen, is ermee ophouden? Waarom is dat zo moeilijk? Het antwoord is dat het dat niet is. Het is belachelijk eenvoudig. Zodra u de werkelijke redenen waarom u rookt door hebt, stopt u ermee – tsják – en binnen drie weken zal het enige raadsel nog zijn waarom u nu eigenlijk zo lang hebt gerookt.

LEES VERDER.

HOOFDSTUK 4

De geraffineerde val

Roken is de meest geraffineerde, kwaadaardige val die er in de natuur bestaat. De mens zou iets wat zo ingenieus in elkaar zit, niet eens kunnen bedenken. Hoe komen we daar om te beginnen in terecht? Door de duizenden volwassenen die het al doen. Ze waarschuwen ons zelfs dat het een vieze, walgelijke gewoonte is die ons op den duur zal verwoesten en ons de rest van ons leven veel geld zal kosten, maar wij kunnen eenvoudigweg niet geloven dat ze er niet van genieten. Een van de erbarmelijkste aspecten van de rookgewoonte is de enorme moeite die we moeten doen om verslaafd te raken.

Het is de enige val in de natuur zonder lokaas, zonder stukje kaas. Het mechanisme dat de val doet dichtklappen, is niet dat sigaretten zo fantastisch smaken; het is juist dat ze zo vies smaken. Als die eerste sigaret heerlijk zou zijn, zouden er alarmbellen gaan rinkelen en zouden we, als intelligente wezens, meteen begrijpen waarom de helft van de volwassen bevolking er veel geld voor over heeft zich te vergiftigen. Maar omdat die eerste sigaret verschrikkelijk vies smaakt wordt onze jonge geest gerustgesteld dat we nooit verslaafd zullen raken en denken we dat we, omdat we het niet lekker vinden, kunnen stoppen wanneer we maar willen.

Het is de enige drug in de natuur die voorkómt dat je je doel bereikt. Jongens beginnen vaak omdat ze stoer willen doen – het is het Humphrey Bogart/Clint Eastwood-image. Bij de eerste sigaret is een stoer gevoel wel het laatste dat je ervaart. Je durft niet te inhaleren, en als je te veel rookt word je duizelig en daarna misselijk. Wat je eigenlijk zou willen doen, is wegrennen van je vriendjes en die vieze stinkstokken weggooien.

Jonge vrouwen willen modieus en trendy zijn. We kennen ze allemaal zoals ze met kleine trekjes een sigaret wegpuffen, waardoor ze er volslagen belachelijk uitzien. Tegen de tijd dat de jongens geleerd hebben om er stoer uit te zien en de meisjes modieus en trendy, zouden ze in de eerste plaats willen dat ze er nooit aan begonnen waren.

Vervolgens zijn we de rest van ons leven bezig onszelf uit te leggen waar-

om we roken terwijl we onze kinderen voorhouden er niet aan te beginnen en er zelf zo nu en dan mee proberen op te houden.
De val is zo geconstrueerd dat we alleen maar proberen te stoppen als we in een stressperiode zitten, of dat nou te maken heeft met gezondheid, geldgebrek of domweg omdat je je een melaatse voelt.
Zodra we stoppen voelen we meer spanning (de afschrikwekkende ontwenningsverschijnselen van nicotine) en datgene waar we op kunnen terugvallen om die spanning op te heffen (ons makkertje, ons oude vertrouwde steuntje in de rug: de sigaret), moeten we nu ontberen.
Na een paar dagen van marteling besluiten we dat we het verkeerde moment hebben uitgekozen. We moeten een periode zonder spanning afwachten en zodra die er is, verdwijnt de reden om te stoppen. Die periode komt natuurlijk ook nooit, denken we, omdat naarmate ons leven voortschrijdt we meer spanning ondergaan. Als we de bescherming van onze ouders vaarwel zeggen, krijgen we te maken met eigen huizen, hypotheken, baby's, verantwoordelijke banen, enzovoort. Ook dat is een misvatting. De realiteit is dat de periode met de meeste spanning voor ieder mens de vroege jeugd is en de adolescentieperiode. We zijn geneigd spanning te verwarren met verantwoordelijkheid. Het leven van rokers is automatisch meer gespannen omdat tabak je niet ontspant en geen druk wegneemt, in tegenstelling tot wat de maatschappij je wil doen geloven. Het is precies andersom: eigenlijk is de tabak de oorzaak van de nervositeit en de gespannenheid.
Zelfs rokers die ermee gestopt zijn (de meesten doen dat eens of vaker in hun leven), kunnen een heel tevreden leven leiden en toch opeens weer verslaafd raken.
Het hele roken is zoiets als rondlopen in een gigantische doolhof. Zodra we de doolhof betreden wordt onze geest mistig en wazig en de rest van ons leven zijn we bezig met ontsnappingspogingen. Velen van ons lukt dat uiteindelijk, om dan toch, in een later stadium, weer in de val terecht te komen.
Ik ben drieëndertig jaar bezig geweest om uit die doolhof te ontsnappen. Net zo min als iedere andere roker begreep ik het. Maar door een combinatie van toevallige omstandigheden, waarvan geen enkele mijn verdienste is, wilde ik weten waarom het nou zo waanzinnig moeilijk was geweest om te stoppen en het toch, toen ik het dan uiteindelijk deed, niet alleen makkelijk bleek te zijn maar ook nog prettig.
Sinds ik met roken ben gestopt, werd het eerst mijn hobby en later mijn beroep om de vele raadsels die met roken samenhangen, op te lossen. Het is een complexe en fascinerende puzzel en, net als de kubus van Ru-

bik, bijna niet op te lossen. Maar, zoals bij iedere ingewikkelde puzzel, als je de oplossing eenmaal weet is het gemakkelijk. Ik heb de oplossing om zonder moeite met roken te stoppen. Ik zal u uit de doolhof leiden en u verzekeren dat u er nooit meer inloopt. Alles wat u moet doen is *de instructies opvolgen*. Als u een verkeerde afslag neemt, zullen de overige instructies zinloos zijn.

Ik wil benadrukken dat het voor iedereen gemakkelijk is om te stoppen, maar eerst moeten we de feiten op een rijtje zetten. En daarbij doel ik niet op de bangmakerijen. Ik weet dat u zich daar al bewust van bent. Over de slechte kanten van het roken wordt al voldoende informatie gegeven. Als dat u zou doen stoppen, was u allang opgehouden. Ik doel op het feit waarom we het zo moeilijk vinden om op te houden. Om deze vraag te beantwoorden moeten we eerst de echte reden weten waarom we nog steeds roken.

HOOFDSTUK 5

Waarom gaan we door met roken?

Iedereen begint met roken om stompzinnige redenen, meestal onder sociale druk of bij sociale gelegenheden. Maar als we eenmaal merken dat we verslaafd raken, waarom gaan we er dan toch mee door?
De doorsnee roker weet niet waarom hij of zij rookt. Als hij de werkelijke reden kende, zou hij ermee ophouden. Ik heb die vraag gesteld aan de duizenden rokers die mij consulteerden. Het ware antwoord is voor iedereen hetzelfde, maar de verscheidenheid aan antwoorden die de roker geeft, lijkt onuitputtelijk. Dit onderdeel van het consult vind ik het meest amusant maar tegelijkertijd het aandoenlijkst.
Alle rokers weten diep in hun hart dat ze sufferds zijn. Ze weten dat ze geen behoefte hadden om te roken voordat ze verslaafd raakten. De meesten herinneren zich dat hun eerste sigaret verschrikkelijk vies smaakte en dat ze veel moeite hebben moeten doen om verslaafd te raken. Het vervelendste is nog dat ze merken dat niet-rokers niets missen en dat die hen ook nog enigszins meewarig aankijken.
Rokers zijn echter intelligente, verstandige mensen. Ze weten dat ze grote gezondheidsrisico's lopen en dat ze tijdens hun leven een vermogen aan sigaretten uitgeven. Om die reden is het noodzakelijk voor ze om een rationele verklaring te hebben om hun gedrag te rechtvaardigen.
De eigenlijke reden waarom rokers blijven roken, is een subtiele combinatie van factoren die ik in de volgende twee hoofdstukken uitvoerig zal behandelen. Dat zijn:

1. NICOTINEVERSLAVING
2. HERSENSPOELING

HOOFDSTUK 6

Nicotineverslaving

Nicotine, een kleurloze, olieachtige samenstelling, is de drug die in tabak zit en die de roker verslaafd maakt. Het is de snelst verslavende drug die we kennen en één sigaret kan iemand al verslaafd maken.
Iedere trek aan een sigaret bezorgt de hersenen, via de longen, een kleine hoeveelheid nicotine die sneller werkt dan de heroïne die een verslaafde in zijn bloedvat spuit.
Als u twintig trekjes uit een sigaret haalt, krijgt u per sigaret twintig hoeveelheden van de drug.
Nicotine is een snelwerkende drug, en het nicotinegehalte in het bloed daalt snel naar ongeveer de helft binnen dertig minuten en naar een kwart binnen een uur na het uitmaken van een sigaret. Dit verklaart waarom de meeste rokers gemiddeld twintig sigaretten per dag roken.
Zodra een roker zijn sigaret uitmaakt, begint de nicotine in snel tempo het lichaam te verlaten en gaat de roker ontwenningsverschijnselen ervaren.
Op dit punt wil ik even een algemeen misverstand uit de wereld helpen. Rokers denken dat die ontwenningsverschijnselen het verschrikkelijke trauma veroorzaken dat ze moeten doormaken als ze proberen of gedwongen worden om met roken te stoppen. In werkelijkheid zijn die verschijnselen voornamelijk psychisch; de roker heeft het gevoel dat hem zijn steuntje en zijn makkertje zijn ontnomen. Ik kom hier later nog op terug.
De eigenlijke verschijnselen bij ontwenning van nicotine zijn zo minimaal dat de meeste rokers niet eens in de gaten hebben dat ze drugverslaafden zijn. Als we de term 'nicotineverslaafden' gebruiken, denken we eigenlijk dat dat voor ons niet geldt, dat het alleen maar een gewoonte is. De meeste rokers verafschuwen drugs en toch is dát precies wat er aan de hand is: rokers zijn drugverslaafden. Gelukkig is het een drug waarvan je gemakkelijk kunt afkicken, maar je moet wel eerst accepteren dat je verslaafd bent.
Onthouding van nicotine heeft geen lichamelijke pijn tot gevolg. Het is

eerder een leeg, rusteloos gevoel, het gevoel dat er iets ontbreekt, reden waarom veel rokers denken dat het iets met hun handen te maken heeft. Als het langer duurt wordt de roker nerveus, onzeker, geagiteerd, verliest zijn vertrouwen en raakt geprikkeld. Het is zoals honger – maar dan wel honger naar een vergif, namelijk NICOTINE.

Binnen zeven seconden na het aansteken van een sigaret wordt verse nicotine aangevoerd en verdwijnt de hunkering met het gevolg dat de roker een gevoel van ontspanning en vertrouwen ervaart.

Vroeger, toen we nog maar net begonnen waren met roken, waren die ontwenningsverschijnselen en de opheffing daarvan zo gering dat we ons er niet van bewust waren dat ze een rol speelden.

Op het moment dat we regelmatig beginnen te roken, denken we dat we dat doen omdat we ervan genieten of omdat het een gewoonte is geworden. Waar het op neerkomt echter is dat we al verslaafd zijn; wij realiseren het ons niet, maar dat nicotinemonstertje zit al in ons lichaam en moet van tijd tot tijd gevoed worden.

Iedere roker begint te roken om stompzinnige redenen. Niemand hoeft het te doen. De enige reden waarom iedereen doorgaat met roken, of 't nou om een gelegenheidsroker of een zware roker gaat, is om dat kleine monstertje te voeden.

Het hele roken is een aaneenschakeling van raadsels. Alle rokers weten diep in hun hart dat ze sufferds zijn en door een soort kwade geest gevangen zijn genomen. Maar wat ik het meest erbarmelijk vind, is dat het genot dat de roker van een sigaret krijgt, niets anders is dan een poging terug te keren naar de staat van kalmte, rust en vertrouwen waarin zijn lichaam zich bevond voordat hij verslaafd raakte.

U kent dat gevoel wanneer de alarminstallatie van de buren uren heeft gerinkeld of van een auto in de straat, of een ander soort kleine maar aanhoudende ergernis. Plotseling houdt het lawaai op – en je ervaart een heerlijk gevoel van welbehagen en rust. Dat is niet echt welbehagen maar wél het verdwijnen van ergernis.

Voordat we de nicotineketen op gang brengen, is ons lichaam compleet. Dan brengen we geforceerd nicotine in ons lichaam en als we die sigaret uitmaken en de nicotine weer verdwijnt, hebben we last van ontwenningsverschijnselen – geen lichamelijke pijn, alleen maar een leeg gevoel. We zijn ons er zelfs niet van bewust dat het er is, te vergelijken met een druppelende kraan in ons lichaam. Ons verstand begrijpt het niet. Dat hoeft ook niet. We weten alleen dat we een sigaret willen en dat als we hem aansteken het hunkeren verdwijnt en we voor dat moment weer tevreden en vol zelfvertrouwen zijn, precies zoals voordat we verslaafd waren. Maar die situatie is slechts tijdelijk want om het hunkeren op te heffen, moet er meer nicotine in ons lichaam gestopt worden. Zodra de sigaret is uitgemaakt, begint die hunkering weer, en zo gaat de keten verder. Het is een keten voor het leven – TENZIJ U HEM VERBREEKT. Het hele roken is zoiets als te nauwe schoenen dragen alleen maar om het genoegen te ervaren dat je krijgt als je ze uittrekt. Er zijn drie hoofdoorzaken waarom rokers dat niet op die manier kunnen zien.

1   Er is geen sprake van lichamelijke pijn. Het is alleen maar een gevoel.
2   Het gebeurt in omgekeerde volgorde. Om die reden zijn alle drugs zo moeilijk te bestrijden. Juist als je niet rookt heb je last van dat gevoel – je wijt het niet aan de sigaret. Als je er een opsteekt ervaar je verlichting – dus word je voor de gek gehouden en denk je dat de sigaret een soort makkertje of een steuntje in de rug is.
3   De gedegen hersenspoeling waar we sinds onze geboorte aan zijn overgeleverd. Hoewel ons leven compleet was voordat we met roken begonnen, is het niet echt een verrassing om erachter te komen dat, als we het leerproces eenmaal achter de rug hebben, sigaretten je een plezierig gevoel verschaffen. Waarom zouden we dat in twijfel trekken? We horen nu tenslotte bij de club van rokers.

Het is misschien goed om hier een paar misverstanden over het roken uit de weg te ruimen. De 'gewoonte' bestaat niet. In ons leven hebben we alle mogelijke gewoontes en sommige daarvan zijn heel plezierig. Een gewoonte die vies smaakt, ons de dood in jaagt, ons een vermogen kost, die we als smerig en walgelijk beschouwen en waarvan we eigenlijk bevrijd zouden willen zijn, daar zou je toch heel gemakkelijk mee moeten kunnen breken? Waarom vinden we dat dan zo moeilijk? Het antwoord is dat het geen gewoonte is maar drugverslaving. We moeten onszelf dwingen om daarmee om te leren gaan. Voordat je het weet koop je ze niet alleen regelmatig, maar *moet* je ze hebben. Als je ze niet hebt raak je in paniek en naarmate het leven verstrijkt ga je steeds meer roken.
Dat komt omdat, zoals bij alle drugs, het lichaam de neiging heeft immuun te worden voor de effecten ervan, waardoor we meer willen hebben. Al vrij snel nadat iemand een min of meer regelmatige roker is geworden, zullen de sigaretten de ontwenningsverschijnselen die ze veroorzaken niet meer volledig kunnen opheffen. Op het moment dat je een sigaret opsteekt zul je je weliswaar beter voelen dan vlak daarvoor, maar in feite ben je nerveuzer en meer gespannen dan wanneer je een niet-

roker zou zijn, zelfs op het moment dat je een sigaret rookt. Roken is daarom zelfs nog belachelijker dan te nauwe schoenen dragen omdat de pijn steeds erger wordt en bovendien aanhoudt, ook nadat de schoenen zijn uitgetrokken.
Het is zelfs nog erger omdat, nadat de sigaret eenmaal is uitgemaakt, de nicotine het lichaam weer snel verlaat. Dat verklaart ook waarom iemand in stresssituaties de neiging heeft om te kettingroken.
Zoals ik zei, de 'gewoonte' bestaat niet. De werkelijke reden waarom iedere roker doorgaat met roken, is vanwege dat monstertje in zijn lijf. Hij moet dat van tijd tot tijd voeden. De roker beslist zelf wanneer hij dat doet en het lijkt erop dat dat gebeurt in vier verschillende soorten situaties of een combinatie daarvan. Dat zijn:

VERVELING/CONCENTRATIE
– twee totale tegenstellingen!

STRESS/ONTSPANNING
– twee totale tegenstellingen!

Welke wonderdrug kan plotseling de werking die hij twintig minuten geleden nog had, omzetten in een tegenovergestelde werking? Ga nu eens na: welke andere soorten situaties bestaan er nog naast de bovengenoemde, behalve slaap? De waarheid is dat roken verveling en stress niet opheft en evenmin concentratie en ontspanning bevordert. Het zijn allemaal illusies.
Behalve een drug is nicotine ook een heel sterk vergif en wordt gebruikt in insekticiden. Als de hoeveelheid nicotine die in één sigaret zit direct per injectie in een bloedvat gespoten zou worden, zou dat dodelijk zijn. Tabak bevat in feite vele vergiften, waaronder ook koolmonoxyde.
Mocht u visioenen hebben om op pijp of sigaren over te gaan, dan wil ik even heel duidelijk maken dat de inhoud van dit boek van toepassing is op alle soorten tabak.
De mens is de hoogst ontwikkelde soort van onze planeet. Geen enkele soort, zelfs niet de laagste amoebe of worm, kan overleven zonder het verschil te weten tussen voedsel en vergif. Door een proces van natuurlijke selectie gedurende duizenden jaren, hebben ons verstand en ons lichaam technieken ontwikkeld om voedsel en vergif van elkaar te onderscheiden en daarbij behoren ook beveiligingsmechanismen om het laatstgenoemde kwijt te raken. Elk menselijk wezen verafschuwt de geur en de smaak van tabak totdat hij verslaafd raakt. Als je tabaksrook in het

gezicht blaast van welk dier dan ook of van een kind voordat het verslaafd raakt, zal het hoesten en tegensputteren.
Toen wij die eerste sigaret rookten had het inhaleren een hoestbui tot gevolg of we ervoeren, als we de eerste keer te veel rookten, een duizelig gevoel of werden acuut misselijk. Dat was ons lichaam dat ons duidelijk probeerde te maken: JE STOPT VERGIF IN ME, HOU ERMEE OP! Dat stadium is bepalend voor het feit of we wel of geen roker worden. Het is een misvatting dat lichamelijk zwakke mensen en mensen met weinig wilskracht, rokers worden. De gelukkigen zijn diegenen die de eerste sigaret weerzinwekkend vinden; hun longen kunnen het lichamelijk niet aan en zij zijn voor het leven genezen. Of – wat ook mogelijk is – ze zijn mentaal niet bereid om door het zware leerproces te gaan van inhaleren zonder te hoesten. Voor mij is dit het meest tragische onderdeel van alles. Hoe hard hebben we niet gewerkt om verslaafd te raken en juist daarom is het zo moeilijk jongeren te laten ophouden. Omdat zij nog moeten leren roken, omdat zij sigaretten smerig vinden, denken ze dat ze kunnen ophouden wanneer ze maar willen. Waarom leren ze niet van ons? En waarom leerden wij niet van onze ouders?
Veel rokers denken dat ze de smaak en de geur van sigaretten lekker vinden. Dat is een illusie. Wat we eigenlijk doen als we leren roken, is ons lichaam aanleren immuun te worden voor de vieze smaak en de stank, zodat we onze nicotinedosis kunnen binnenkrijgen. Het is vergelijkbaar met de heroïneverslaafden die denken dat ze ervan genieten om een naald in hun arm te steken. De ontwenningsverschijnselen van heroïne zijn heel zwaar en het enige waarvan ze genieten is het ritueel van het opheffen van die verschijnselen.
De roker leert zichzelf om zijn geest af te sluiten voor de vieze smaak en de stank, om zijn 'shot' maar te kunnen krijgen. Vraag een roker die denkt dat hij alleen maar rookt omdat hij de geur en de smaak van tabak lekker vindt: 'Als je je normale merk niet kunt krijgen maar wel een merk dat je afschuwelijk vindt, stop je dan met roken?' Geen sprake van. Een roker zal nog liever een stuk touw roken dan zich er totaal van onthouden, en het maakt niet uit of hij dan overgaat op shag, mentolsigaretten, sigaren of pijp; in het begin smaakt het vreselijk maar als hij maar volhoudt gaat hij het wel lekker vinden. Rokers zullen zelfs blijven roken bij verkoudheid, griep, keelpijn, bronchitis en longemfyseem.
Genieten heeft daar niets mee te maken. Als dat het geval was zou niemand meer dan één sigaret roken. Er zijn nu zelfs duizenden ex-rokers verslaafd aan die smerige nicotinekauwgom die artsen voorschrijven; en velen roken daar ook nog bij. Bij mijn consulten zijn sommige rokers

verontrust als ze zich realiseren dat ze drugverslaafden zijn en ze denken dat het daardoor nog moeilijker wordt om op te houden. Maar eigenlijk is dat goed nieuws, en wel om twee belangrijke redenen.

1. De reden waarom de meesten van ons doorgaan met roken is omdat we denken – hoewel we weten dat de nadelen groter zijn dan de voordelen – dat er iets in die sigaret zit waarvan we genieten, iets wat ons een steuntje in de rug geeft. We denken dat er, nadat we gestopt zijn, een leegte zal ontstaan en dat bepaalde situaties in ons leven nooit meer hetzelfde zullen zijn. Dit is een misvatting. Feit is dat een sigaret je niets geeft; het neemt alleen maar iets weg en herstelt dat ten dele zodat de illusie blijft bestaan. In een later hoofdstuk ga ik hier verder op in.
2. Hoewel het de sterkste drug is die er bestaat vanwege de snelheid waarmee je verslaafd raakt, zit de verslaving nooit zo diep. Omdat het om een snelwerkende drug gaat is 99 procent van de nicotine binnen drie weken uit het lichaam verdwenen; de eigenlijke ontwenningsverschijnselen zijn zo licht dat de meeste rokers zich zelfs nooit gerealiseerd hebben dat ze daar last van hadden.

Terecht zult u nu vragen hoe het dan komt dat zoveel rokers het zo moeilijk vinden om te stoppen, maanden van kwelling moeten doormaken en nog steeds op bepaalde momenten snakken naar een sigaret. Het antwoord ligt in de tweede oorzaak waarom we roken – de Hersenspoeling. De chemische verslaving valt gemakkelijk te bestrijden.

De meeste rokers roken de hele nacht niet en worden niet wakker van de ontwenningsverschijnselen. Veel rokers steken pas een sigaret op nadat ze de slaapkamer hebben verlaten. Velen gaan eerst ontbijten. Velen wachten totdat ze op hun werk zijn. Ze kunnen hun ontwenningsverschijnselen tien uur lang aan zonder dat ze er last van hebben, maar als ze overdag tien uur lang niet zouden kunnen roken, zouden ze zich de haren uit hun hoofd trekken.

Tegenwoordig zijn er veel rokers die, als ze een nieuwe auto kopen, besluiten om daar niet in te roken. Velen gaan naar de schouwburg, de supermarkt, de kerk, enzovoort, en het feit dat ze daar niet kunnen roken stoort ze niet. Rokers zijn bijna blij als iemand ze dwingt om niet te roken. Tegenwoordig zullen veel rokers automatisch niet roken in het huis van, of beter, in gezelschap van niet-rokers, en ze ondervinden daar nauwelijks hinder van. In feite kunnen de meeste rokers gedurende langere tijd zonder al te veel moeite buiten een sigaret. Zelfs ik kon me wel een hele avond heel ontspannen voelen zonder te roken. In mijn laatste jaren als roker verlangde ik wel naar die avonden, waarbij ik even kon ophouden om mezelf te verstikken (wat een belachelijke gewoonte).

De chemische verslaving kun je gemakkelijk het hoofd bieden, zelfs als je nog verslaafd bent en er zijn duizenden rokers die hun hele leven gelegenheidsroker blijven. Deze mensen zijn net zo zwaar verslaafd als de zware roker. Er zijn zelfs zware rokers die wel afgekickt zijn maar die af en toe nog een sigaar roken, en dat houdt ze verslaafd.

Zoals gezegd, de feitelijke nicotineverslaving vormt niet het hoofdprobleem. Deze dient alleen maar als katalysator om de verwarring in stand te houden met betrekking tot het echte probleem: de Hersenspoeling.

Misschien is het een troost voor de zeer langdurige en zware rokers dat het voor hen net zo gemakkelijk is om te stoppen als voor gelegenheidsrokers. Op de een of andere manier is het misschien nog wel gemakkelijker. Hoe langer je hebt gerookt, hoe meer het je onderuit haalt en hoe groter de winst als je ophoudt.

Nog een troost is het voor u om te weten dat de verhalen die af en toe de ronde doen (bijvoorbeeld 'Het duurt wel zeven jaar voordat je lichaam weer helemaal schoon is' of 'Iedere sigaret die je rookt verkort je leven met vijf minuten'), onwaar zijn.

Denk niet dat de nadelige gevolgen van het roken overdreven zijn. Als er iets gebagatelliseerd wordt, dan is het dat wel. Maar die 'vijf minuten'-regel is natuurlijk een slag in de lucht en geldt alleen als iemand een van de dodelijke ziekten krijgt of voor iemand die zich letterlijk dood rookt.

In feite wordt je lichaam nooit meer helemaal 'schoon'. Als er rokers in de buurt zijn, zit het in de lucht en zelfs niet-rokers krijgen een bepaald percentage binnen. Maar gelukkig zijn onze lichamen ongelooflijke fabrieken met enorme herstelcapaciteiten, vooropgesteld dat u niet al een van de ongeneeslijke ziekten hebt opgelopen. Als u nu ophoudt, zal uw lichaam zich binnen een paar weken hersteld hebben, bijna alsof u nooit hebt gerookt.

Zoals ik al zei, het is nooit te laat om te stoppen. Ik heb heel wat 'vijftigers' en 'zestigers' geholpen bij het stoppen en ook een paar mensen van in de zeventig en tachtig. Niet lang geleden kwam er zelfs een 91-jarige vrouw met haar 65-jarige zoon naar me toe. Toen ik haar vroeg waarom ze besloten had om te stoppen zei ze: 'Om hem het goede voorbeeld te geven.'

Hoe meer het je onderuit haalt, hoe groter de opluchting. Toen ik ophield ging ik meteen van honderd per dag naar NUL, en ik had geen vervelende ontwenningsverschijnselen.

Het was eigenlijk zelfs heel aangenaam, zelfs tijdens de ontwenningsperiode. Maar dan *moeten* we ons eerst van de hersenspoeling ontdoen.

HOOFDSTUK 7

Hersenspoeling en de slapende partner

Hoe of waarom beginnen we eigenlijk met roken? Om dat helemaal te begrijpen, moeten we de enorme invloed van het onderbewustzijn of, zoals ik dat noem, de 'slapende partner', nader bekijken.
We gaan er allemaal van uit dat we intelligente, hogere wezens zijn die hun eigen levenspad bepalen. In feite wordt 99 procent van ons karakter door factoren van buitenaf bepaald. We zijn een produkt van de samenleving waarin we zijn opgegroeid – dat geldt voor de kleding die we dragen, de huizen waarin we wonen, onze levenspatronen, zelfs voor die zaken waarin we nogal van elkaar van mening verschillen, bijvoorbeeld de politieke voorkeur progressief of conservatief. Het is niet toevallig dat progressieve kiezers vaak uit de arbeidersklasse komen en conservatieven uit de midden- en hogere klasse. Het onderbewustzijn heeft een extreem grote invloed op ons leven; zelfs met feitelijkheden – meer nog dan met opvattingen – kunnen duizenden mensen misleid worden. Voordat Columbus over de wereld zeilde was de meerderheid van mening dat de aarde plat was. Tegenwoordig weten we dat die rond is. Als ik tien boeken zou schrijven waarin ik u ervan probeerde te overtuigen dat de aarde plat was, zou me dat niet lukken, terwijl er maar weinigen onder ons zijn die daadwerkelijk in de ruimte hebben gezeten en de ronde aarde hebben kunnen zien. Zelfs als u een reis rond de wereld hebt gemaakt per vliegtuig of per boot, hoe weet u dan dat u niet gereisd hebt in een cirkel boven een plat oppervlak?
Reclamemensen weten maar al te goed hoe suggestie het onderbewustzijn kan beïnvloeden, vandaar de enorme affiches die de roker op straat tegenkomt, en de advertenties in tijdschriften. Denkt u dat dat geldverspilling is? Dat die u niet overhalen om sigaretten te kopen? Mis! Probeer het maar uit. De eerstvolgende keer dat u op een koude dag een café of restaurant binnengaat en uw gezelschap vraagt u wat u wilt drinken, zeg dan in plaats van 'een cognac' (of wat dan ook): 'Weet je waar ik nou ontzettende zin in heb vandaag? In dat heerlijke warme gevoel dat je krijgt van cognac.' U zult merken dat zelfs mensen die niet van cognac houden, met u meedoen.

Van jongs af aan wordt ons onderbewustzijn dagelijks gebombardeerd met de informatie dat sigaretten ons ontspannen en ons vertrouwen en moed geven, en dat een sigaret het kostbaarste is dat er bestaat. Denkt u dat ik overdrijf? Als je een cartoon ziet, of een film of toneelstuk, waarin iemand op het punt staat geëxecuteerd of doodgeschoten te worden, wat is dan hun laatste wens? Precies, een sigaret. Ons bewustzijn legt die boodschap niet vast, maar ons onderbewustzijn – de slapende partner – heeft tijd om die in zich op te nemen.

De werkelijke boodschap is: 'het meest kostbare op aarde, mijn laatste gedachte en handeling, is het roken van een sigaret.' In iedere oorlogsfilm krijgt de gewonde man een sigaret.

Denkt u dat dat inmiddels allemaal veranderd is? Nee, onze kinderen worden nog steeds overspoeld met grote reclameborden en tijdschriftadvertenties. Sigarettenreclame is tegenwoordig weliswaar verboden op televisie, maar op uren met een hoge kijkdichtheid zijn er sportevenementen – zoals voetballen en wielrennen – die gesponsord worden door tabaksgiganten. Dat is nog tot daar aan toe maar het doortrapte is dat er een verband wordt gelegd met sportevenementen en de jet set. Formule I raceauto's vormgegeven en vernoemd naar merknamen van sigaretten – of is het andersom? Er zijn tegenwoordig zelfs reclamespotjes op televisie waarin je een naakte man en vrouw ziet die samen een sigaret delen na de liefde te hebben bedreven. De bedoeling is duidelijk. Ik heb grote bewondering voor de adverteerders van het kleine sigaartje, niet vanwege hun motieven maar voor de virtuositeit van hun campagne, waar een man oog in oog staat met de dood of met een ramp – zijn luchtballon staat in brand en zal zo dadelijk neerstorten, zijn motorfiets dreigt van grote hoogte in een rivier te vallen, of hij is Columbus en zijn schip zal in een oogwenk over de rand van de wereld varen. Er wordt geen woord in gesproken. Je hoort zachte muziek. Hij steekt een sigaar op, een uitdrukking van pure gelukzaligheid verschijnt op zijn gezicht. De roker zal zich misschien niet eens bewust realiseren dat hij naar het reclamespotje kijkt maar de 'slapende partner' neemt geduldig de overduidelijke boodschap in zich op.

Goed, er is ook publiciteit die de andere kant belicht – de bangmakerijen voor kanker, benen die geamputeerd worden, maar dat doet je er niet mee ophouden. Logisch gezien zou dat wel het geval moeten zijn, maar het blijkt onomstotelijk dat dat niet gebeurt. Het voorkomt zelfs niet dat jongeren ermee beginnen. Al die jaren dat ik bleef roken, geloofde ik werkelijk dat ik, als ik had geweten dat er een verband bestond tussen longkanker en het roken van sigaretten, dan nooit met roken zou zijn

begonnen. Eerlijk gezegd maakt het allemaal niets uit. De val is nog steeds dezelfde als waar Sir Walter Raleigh indertijd in terechtkwam.*
Al die anti-rookcampagnes maken de verwarring alleen maar groter. Zelfs op het produkt zelf, dat prachtige, glanzende pakje dat jou moet verleiden om de inhoud te verslinden, staat een tekst met een waarschuwing dat je er dood aan kunt gaan. Geen enkele roker leest die tekst, laat staan dat hij tot zich door laat dringen wat het impliceert. Een grote sigarettenfabrikant gebruikt volgens mij de waarschuwing van de overheid zelfs om zijn produkt te verkopen. Die reclamespotjes gaan over angstaanjagende onderwerpen, bijvoorbeeld over prachtige vlinders bij een vleesetende plant. Het gezondheidsgevaar is nu zo onmiskenbaar dat de roker er niet omheen kan, hoe hij ook zijn best doet. De angstprikkels die de roker krijgt, leiden meteen tot associaties met het glanzende gouden pakje.
Ironisch genoeg is het de roker zelf die de hersenspoeling het sterkst beïnvloedt. Het is een misvatting dat rokers geen sterke wil zouden hebben en lichamelijk zwak zouden zijn. Om weerstand te bieden aan het vergif moet je lichamelijk sterk zijn. Dit is een van de redenen waarom rokers de verpletterende statistieken die bewijzen dat roken je gezondheid schaadt, weigeren te accepteren. Iedereen kent wel een 'oom Fred' die er veertig per dag rookte, nog nooit één dag ziek is geweest en tachtig jaar is geworden. Ze weigeren zelfs stil te staan bij de honderden andere rokers, die in de kracht van hun leven overleden, of bij het feit dat 'oom Fred' misschien nog in leven zou zijn als hij nooit had gerookt.
Als u een klein onderzoekje doet onder vrienden, kennissen en collega's, zult u zien dat de meeste rokers in feite een sterke wil hebben. Het zijn vaak zelfstandige ondernemers, managers of ze zitten in bepaalde gespecialiseerde beroepsgroepen, zoals artsen, juristen, politiemensen, leerkrachten, verkopers, verplegend personeel, secretaressen, huisvrouwen met kinderen, enzovoort, met andere woorden, iedereen die een bestaan leidt waarbij een bepaalde hoeveelheid stress niet ongewoon is. De grootste misvatting die rokers hebben, is dat roken stress zou opheffen. Daarom wordt roken vaak in verband gebracht met het dominante type, het type dat verantwoordelijkheid en stress niet uit de weg gaat, en dus het type dat we bewonderen en waarmee we ons vaak willen vereenzelvigen. Een andere groep die makkelijk aan sigaretten verslaafd raakt, zijn mensen met eentonig werk omdat een andere belangrijke reden om te

---

* Sir Walter Raleigh, Engels krijgsman en zeevaarder (1552-1618) die voor het eerst de tabak in Engeland bracht. (vert.)

roken verveling is. Ik ben bang dat ook dat een illusie is.
De omvang van de hersenspoeling is enorm. Als samenleving winden we ons verschrikkelijk op over heroïneverslaving terwijl het feitelijk aantal doden in Nederland ongeveer 50 mensen per jaar bedraagt. Er is nog een drug, nicotine, waar meer dan 60 procent van ons op een bepaald moment in zijn leven aan verslaafd raakt en het merendeel daarvan moet daar de rest van zijn leven voor boeten. Het grootste deel van hun extra geld gaat op aan sigaretten en honderdduizenden mensen laten hun leven jaar in jaar uit ruïneren omdat ze verslaafd raakten. Het is doodsoorzaak nummer één in de westerse samenleving, auto-ongelukken meegerekend. Hoe komt het dat we heroïneverslaving als een groot kwaad zien terwijl we de drug waar het meeste geld aan wordt uitgegeven en die ons leven bedreigt, tot voor kort als een volkomen geaccepteerde sociale gewoonte zagen? De laatste jaren wordt het iets meer als een asociale gewoonte beschouwd die je gezondheid kan schaden maar het is legaal en te koop in aantrekkelijke pakjes bij sigarenwinkels, krantenkiosken, supermarkten, cafés, sportclubs, restaurants, benzinestations en zelfs bij sommige drogisterijen. De grootste belanghebbende hierbij is onze eigen regering. Die 'verdient' per jaar 3 miljard gulden aan rokers, en de tabaksindustrie besteedt alleen al in Nederland ruim 200 miljoen gulden per jaar aan reclame.

Het is noodzakelijk dat u zich tegen deze hersenspoeling begint te verzetten, net zoals u dat zou doen bij het kopen van een auto van een tweedehands handelaar. U knikt beleefd maar gelooft geen woord van wat hij zegt. Begin achter die aantrekkelijke pakjes de viezigheid en het vergif te zien. Laat u niet misleiden door kristallen asbakken of gouden aanstekers of de miljoenen mensen die opgelicht zijn. Begin uzelf te vragen: waarom doe ik het?

Moet ik dit echt doen?

NEE, NATUURLIJK NIET.

Dit onderdeel van de hersenspoeling vind ik het moeilijkst om uit te leggen. Hoe komt het dat een anders zo verstandig en intelligent mens een complete imbeciel wordt als het over zijn eigen verslaving gaat? Het doet me pijn om toe te geven dat van de duizenden mensen die ik heb geholpen bij het afkicken, ikzelf de grootste idioot was.

Niet alleen rookte ik er zelf honderd per dag maar ook mijn vader was een zware roker, een sterke man, in de kracht van zijn leven overleden als direct gevolg van het roken. Ik herinner me dat ik als klein jongetje naar hem keek; 's morgens was hij altijd aan het hoesten en proesten. Ik zag dat hij er niet van genoot en het was zo duidelijk voor me dat een soort kwade geest van hem bezit had genomen. Ik herinner me dat ik tegen mijn moeder zei: 'Laat me nooit een roker worden.' Als vijftienjarige was ik een sportfanaat. Sport was mijn lust en mijn leven en ik was vol zelfvertrouwen. Als iemand mij toen verteld had dat ik nog eens honderd sigaretten per dag zou roken, zou ik er mijn hele vermogen onder verwed hebben dat dat niet zou gebeuren. Als veertigjarige was ik lichamelijk en psychisch een sigarettenjunk. Ik had het stadium bereikt waarin ik de meest gewone handeling niet kon verrichten zonder eerst een sigaret te hebben opgestoken. Bij de meeste rokers vormen vaak dagelijkse momenten van spanning, zoals telefoneren of bepaalde sociale bezigheden, een aanleiding om te roken, maar ik kon zelfs de televisie niet bedienen of een nieuwe gloeilamp indraaien zonder eerst een sigaret op te steken.

Ik wist dat het me de dood in joeg. Ik kon mezelf niet langer voor de gek houden. Maar waarom ik niet inzag wat het me psychisch deed, vind ik onbegrijpelijk. Kennelijk wílde ik het niet zien. Het rare is dat de meeste rokers tijdens een bepaalde periode in ieder geval de illusie hadden dat ze van een sigaret genoten. Ik heb die illusie nooit gehad. Ik rookte omdat ik dacht dat het me hielp bij het concentreren en om mijn zenuwen de baas te blijven. Nu ik een niet-roker ben kan ik me dat bijna niet meer voorstellen. Het is als het ontwaken uit een nachtmerrie, daar komt het zo ongeveer op neer. Nicotine is een drug die je zintuigen – je smaakpapillen en je reukzintuig – verdooft. Het vervelendste aspect van het roken is nog niet eens de aantasting van je gezondheid of de aanslag op je portemonnaie, nee, het vervelendste aspect zijn de kronkels in je geest. Je zoekt naar ieder aanvaardbaar excuus om maar te kunnen blijven roken. Ik herinner me dat ik op een gegeven moment op de pijp overging, na een mislukte stoppoging, in de veronderstelling dat dat minder schadelijk zou zijn en dat dat mijn tabaksverbruik zou verminderen.

Sommige merken pijptabak zijn gewoon smerig. De geur kan nog wel aangenaam zijn maar het is vreselijk om te roken. Ik herinner me dat gedurende drie maanden de punt van mijn tong helemaal rauw en pijnlijk was. Een vloeibare bruine drab hoopt zich op onder in de pijpekop. Af en toe hou je, ongemerkt, de kop van de pijp hoger dan de steel en voordat je 't weet heb je een mondvol van dat smerige spul doorgeslikt. Het gevolg is dat je het meteen weer uitspuugt, in welk gezelschap je ook bent.

Het kostte me drie maanden om met de pijp te leren omgaan, maar wat ik nog steeds niet snap, is waarom ik me in die drie maanden niet één keer heb afgevraagd waarom ik mijzelf deze kwelling aandeed.

Natuurlijk, als je eenmaal hebt geleerd om met de pijp om te gaan, lijkt niemand tevredener dan de pijproker. De meesten zijn ervan overtuigd dat ze roken omdat ze de pijp lekker vinden. Maar waarom moesten ze zoveel moeite doen om het lekker te leren vinden terwijl ze volkomen gelukkig waren zonder?
Het antwoord is dat, als je eenmaal verslaafd bent geraakt aan nicotine, de hersenspoeling toeneemt. Je onderbewustzijn weet dat het monstertje gevoed moet worden en je sluit je af voor al het andere.
Zoals ik al eerder zei, het is de angst die maakt dat je doorgaat met roken, de angst voor dat lege, onzekere gevoel dat je krijgt als je de nicotinetoevoer stopt. Omdat je je daarvan niet bewust bent, wil dat nog niet zeggen dat dat niet het geval is. Je hoeft niet alles te begrijpen, net zo min als de kat hoeft te begrijpen waarom er verwarmingsleidingen onder de vloer zitten; hij weet dat hij het lekker warm krijgt als hij op een bepaalde plaats gaat zitten.
Het is de hersenspoeling die het zo moeilijk maakt om het roken op te geven. De hersenspoeling die een gevolg is van het opgroeien in deze samenleving, nog eens versterkt door de hersenspoeling van onze eigen verslaving, en, niet te vergeten, de hersenspoeling van vrienden, familie en collega's.
Wat ons er in de eerste plaats toe aanzet om te gaan roken, zijn alle anderen die het doen. We hebben het gevoel dat we niet helemaal meetellen. We doen veel moeite om verslaafd te raken en toch heeft nog nooit iemand kunnen uitleggen wat hij nou eigenlijk miste. Maar iedere roker die we zien, bevestigt ons idee dat roken wel iets moet hebben, anders zou hij het niet doen. Zelfs iemand die is afgekickt, heeft het gevoel dat hem iets is ontnomen als hij een roker een sigaret ziet opsteken op een feestje of een verjaardag. Maar hij voelt zich sterk. Hij kan er wel één roken. En voordat hij het weet, is hij weer verslaafd.
Deze hersenspoeling is heel sterk en het is noodzakelijk dat u zich realiseert hoe groot die invloed is. Oudere rokers zullen zich de hoorspelseries van Paul Vlaanderen herinneren. Een van die series ging over marihuanaverslaving, toen nog algemeen bekend als 'weed' of 'stuff'. Zonder dat de roker het wist, verkochten gemene mannen sigaretten waar 'weed' in zat. Er waren geen schadelijke effecten. Mensen werden alleen maar verslaafd en moesten de sigaretten blijven kopen. (Vele honderden rokers die mij consulteerden, blijken marihuana te hebben geprobeerd; niet één van hen zei eraan verslaafd te zijn geraakt.) Ik was ongeveer zeven toen ik naar dat programma luisterde. Het was de eerste keer dat ik iets over drugverslaving hoorde. Het idee van verslaving, waarbij je

gedwongen wordt om de drug te blijven gebruiken, vervulde me met afschuw, en tot op heden, ondanks het feit dat ik redelijk overtuigd ben dat marihuana niet verslavend is, zou ik niet één trekje marihuana durven nemen. Hoe ironisch dan dat ik uiteindelijk een junkie werd van een drug die nummer 1 staat op de wereldranglijst van meest verslavende middelen. Had Paul Vlaanderen me maar gewaarschuwd voor de sigaret zélf. Hoe ironisch ook dat meer dan veertig jaar later de mensheid honderdduizenden guldens uitgeeft aan kankeronderzoek en er tegelijkertijd miljoenen guldens besteed worden aan het overhalen van jongeren om verslaafd te raken aan die smerige tabak, waarbij onze regering de grootste belanghebbende is.

We staan op het punt de hersenspoeling weg te werken. Het is niet de niet-roker die iets moet missen, maar de arme roker zelf, die zijn hele leven niets anders doet dan inleveren, namelijk:

GEZONDHEID
ENERGIE
GELD
RUST
VERTROUWEN
MOED
ZELFRESPECT
GELUK

En wat krijgt hij terug voor deze niet geringe opofferingen?
HELEMAAL NIETS – behalve de illusie dat hij terugkeert naar de staat van kalmte, rust en vertrouwen, die een niet-roker de hele tijd ervaart.

HOOFDSTUK 8

Het opheffen van ontwenningsverschijnselen

Zoals ik al eerder heb uitgelegd, denken rokers dat ze roken uit genot, ontspanning of als oppeppertje. Maar dat is een illusie. De werkelijke reden is het opheffen van de ontwenningsverschijnselen.
In je jonge jaren zag je de sigaret als een sociaal steuntje in de rug. Je kon het doen of het laten. Maar de geraffineerde keten is dan al begonnen. Ons onderbewustzijn begint te leren dat een sigaret op bepaalde momenten prettig lijkt te zijn.
Hoe meer we verslaafd raken aan de drug, hoe groter de behoefte wordt om de ontwenningsverschijnselen op te heffen. En hoe meer de sigaret je onderuit haalt, hoe meer je denkt dat hij juist het tegenovergestelde doet.
Het gebeurt allemaal zo langzaam, zo geleidelijk, dat je je er zelfs niet van bewust bent. Je voelt je niet anders dan de dag ervoor. De meeste rokers realiseren zich niet eens dat ze verslaafd zijn totdat ze een stoppoging ondernemen, en zelfs dan zullen velen dat niet toegeven. En dan heb je van die dappere types die hun hele leven hun kop in het zand steken, zichzelf en anderen ervan overtuigend dat ze het lekker vinden.
De volgende conversatie heb ik met honderden jongeren gehad:

IK: Realiseer je je dat nicotine een drug is en dat de enige reden waarom je rookt, is dat je niet kunt ophouden?
ANTWOORD: Onzin! Ik vind het lekker. Als ik dat niet vond zou ik wel stoppen.
IK: Stop dan gedurende een week om mij te bewijzen dat je dat kunt als je dat wilt.
ANTWOORD: Niet nodig. Ik geniet ervan. Als ik zou willen ophouden, zou ik het doen.
IK: Stop dan gedurende een week om jezelf te bewijzen dat je niet verslaafd bent.
ANTWOORD: Waarom zou ik? Ik vind het lekker.

Zoals al eerder opgemerkt, rokers lijken hun ontwenningsverschijnselen vooral op te willen heffen bij stress, bij verveling, bij concentratie, bij ontspanning of bij combinaties hiervan. Dit punt wordt in de volgende paar hoofdstukken nader uitgewerkt.

HOOFDSTUK 9

Situaties bij stress

Ik heb niet alleen grote dramatische momenten in het leven op het oog, maar ook kleine momenten van spanning, in de omgang met mensen, tijdens het telefoongesprek, de bezorgdheid van een moeder met kinderen en een druk huishouden, enzovoort.
Laten we het telefoongesprek als voorbeeld nemen. Telefoongesprekken brengen vaak enige spanning met zich mee, bijvoorbeeld voor zakenmensen. De meeste telefoontjes zijn niet van tevreden klanten of van de directeur die je feliciteert. Vaak is er iets van conflict in het spel, iets wat verkeerd gaat of iemand die eisen stelt. Op dat moment zal de roker, als hij dat al niet gedaan heeft, een sigaret opsteken. Hij weet niet waarom hij dat doet, maar hij weet dat het op de een of andere manier schijnt te helpen.
Wat is er nu precies gebeurd? Zonder zich ervan bewust te zijn geweest, had hij al ergens last van (namelijk van de ontwenningsverschijnselen). Door enerzijds de last van die ontwenningsverschijnselen op te heffen en tegelijkertijd de spanning van dat telefoontje, zal de totale spanning verminderen en ervaart de roker een oppeppertje. In deze situatie is dat oppeppertje dan ook geen illusie. De roker voelt zich beter dan vóórdat hij die sigaret opstak. Maar zelfs als hij die sigaret rookt, is de roker meer gespannen dan wanneer hij een niet-roker zou zijn, want hoe meer de drug je te pakken krijgt, hoe meer hij je verlamt en hoe minder herstel er is als je rookt.
Ik heb beloofd om u geen shockbehandeling te geven. In het hier volgende voorbeeld wil ik u niet shockeren maar alleen nóg duidelijker maken dat sigaretten je zenuwen eerder vernietigen dan ontspannen.
Probeer u de situatie voor te stellen waarin u van de dokter te horen krijgt dat hij, tenzij u stopt met roken, uw benen moet amputeren. Sta daar even bij stil en probeer u voor te stellen dat u verder zonder benen door het leven moet. Probeer u te verplaatsen in de gemoedstoestand van die man die, terwijl hij die waarschuwing heeft gehad, doorgaat met roken en vervolgens zijn benen moet laten amputeren. Dat soort verhalen

hoorde ik wel maar ik vond ze bizar en zette ze uit mijn gedachten. Eigenlijk hoopte ik dat een arts zoiets tegen mij zou zeggen; dan was ik wel gestopt. Toch was ik er helemaal op bedacht dat ik ieder moment een hersenbloeding kon krijgen en niet alleen mijn benen, maar mijn hele leven zou kwijtraken. Ik vond mijzelf geen zonderling maar gewoon een stevige roker.

Zulke verhalen zijn niet uitzonderlijk. Dat is wat deze verderfelijke drug bij je aanricht. Gaandeweg ontneemt hij je je durf en je moed. Hoe meer hij je ontmoedigt, hoe meer je je laat misleiden door te denken dat hij het tegenovergestelde doet. We kennen allemaal wel de verhalen van rokers die in paniek raken als ze 's avonds laat denken niet meer genoeg sigaretten te hebben. Niet-rokers hebben daar geen last van. Dat gevoel wordt door de sigaret veroorzaakt. Tegelijkertijd zal de sigaret gaandeweg niet alleen je geestkracht aantasten, maar omdat het een vergif is, in toenemende mate ook je lichamelijke gezondheid. Tegen de tijd dat de roker in het stadium komt waarin het roken levensbedreigend wordt, denkt hij dat de sigaret hem extra moed geeft en kan hij het leven zonder sigaretten niet aan.

Laat het goed tot u doordringen dat sigaretten uw geest niet verkwikken maar langzaam maar zeker vernietigen. Een van de grote winstpunten van het doorbreken van de rookgewoonte, is de terugkeer van uw zelfvertrouwen en zekerheid.

HOOFDSTUK 10

Situaties bij verveling

Als u op dit moment rookt, was u dat waarschijnlijk vergeten totdat ik u er nu aan herinnerde.
Een veel voorkomende misvatting over roken is dat sigaretten verveling zouden opheffen. Verveling is een gemoedstoestand. Als u een sigaret rookt zegt u niet steeds tegen uzelf: 'Ik rook een sigaret, ik rook een sigaret.' Dat gebeurt alleen maar als u zich een tijdlang ervan onthouden heeft, of als u probeert te minderen, of bij de eerste paar sigaretten na een mislukte stoppoging.
In werkelijkheid zit het zo: als je verslaafd bent aan nicotine en niet rookt, mis je iets. Als je wat afleiding hebt en met dingen bezig bent die geen spanning met zich meebrengen, kun je het behoorlijk lang volhouden zonder dat de afwezigheid van sigaretten je hindert. Maar als je je verveelt is er niets wat je gedachten afleidt, en ga je het monster dus voeden. Als je jezelf laat gaan (dat wil zeggen niet probeert te stoppen of te minderen) gebeurt zelfs het aansteken onbewust. Ook pijp- en shagrokers kunnen deze rituelen automatisch uitvoeren. Iedere roker die zich de sigaretten die hij op een dag rookte probeert te herinneren, heeft er nog maar van enkele weet, bijvoorbeeld de eerste van die dag of de sigaret na het eten.
In werkelijkheid komt het erop neer dat sigaretten de verveling – indirect – doen toenemen, omdat ze je futloos maken; in plaats van een of andere activiteit te ondernemen, hebben rokers de neiging om maar wat rond te hangen en verveeld hun ontwenningsverschijnselen op te heffen.

HOOFDSTUK 11

Situaties bij concentratie

Sigaretten helpen niet als je je moet concentreren. Dat is slechts illusie. Als je je probeert te concentreren, probeer je automatisch afleidende factoren te vermijden, zoals bijvoorbeeld het warm of koud hebben. De roker lijdt al: het monstertje wil zijn 'shot'. Dus als hij zich wil concentreren, hoeft hij niet eens na te denken. Hij steekt automatisch een sigaret op, beëindigt daarmee voor een deel de hunkering, gaat verder met datgene waarmee hij bezig was en is alweer vergeten dat hij rookt.
Sigaretten verhogen je concentratie niet. Ze verlagen haar uiteindelijk want na verloop van tijd worden de ontwenningsverschijnselen, zelfs tijdens het roken, niet meer geheel opgeheven. De roker zal dan meer gaan roken waardoor het probleem groter wordt.
Ook om een andere reden wordt de concentratie nadelig beïnvloed. De steeds grotere hoeveelheid vergif in de bloedvaten onttrekt zuurstof aan de hersenen. In feite zal de concentratie en inspiratie sterk verbeteren als het proces wordt omgekeerd.
Het was het concentratieaspect waardoor het me steeds maar niet lukte om te stoppen met behulp van de 'Wilskracht Methode'. De geïrriteerdheid en het slechte humeur kon ik nog wel aan, maar als ik me echt moest concentreren op iets moeilijks, moest ik per se die sigaret hebben. Ik kan me nog goed de paniek herinneren toen ik erachter kwam dat ik tijdens mijn accountantsexamen niet mocht roken. Ik was toen al een kettingroker en ervan overtuigd dat ik niet in staat zou zijn me drie uur lang te concentreren zonder sigaretten. Maar ik deed het examen en ik kan me niet eens herinneren dat ik toen aan roken dacht, dus toen het erop aankwam hinderde het me kennelijk niet. Het gebrek aan concentratie waar rokers last van hebben als ze proberen te stoppen, is eigenlijk niet te wijten aan de lichamelijke ontwenning van nicotine. Als roker heb je mentale blokkades. Wat doe je in zo'n geval? Als je al niet aan het roken bent, steek je er een op. Dat heft de mentale blokkade niet op, dus wat doe je? Je doet wat je moet doen: je gaat gewoon door, net als niet-rokers doen. Rokers geven nooit de schuld aan de sigaret. Rokers hebben nooit

een rokershoest, nee, ze zijn alleen maar permanent verkouden. Maar op het moment dat je stopt met roken, wordt alles wat verkeerd gaat geweten aan het feit dat je bent opgehouden met roken. Dus in plaats van gewoon verder te gaan als je een mentale blokkade hebt, zeg je nu: 'Als ik er nu ééntje kon opsteken, zou mijn probleem opgelost zijn.' Op dat moment ga je je besluit om met roken te stoppen in twijfel trekken.

Als u echt denkt dat roken uw concentratievermogen verhoogt, zal het tobben daarover er gegarandeerd voor zorgen dat u zich niet kunt concentreren. Het zijn de twijfels – en dus niet de ontwenningsverschijnselen – die het probleem veroorzaken. En vergeet niet: het zijn de rokers die last hebben van ontwenningsverschijnselen, niet de niet-rokers.

Toen ik mijn laatste sigaret uitmaakte ging ik van de ene op de andere dag over van honderd naar nul sigaretten, zonder aanwijsbare vermindering van concentratie.

HOOFDSTUK 12

Situaties bij ontspanning

De meeste rokers denken dat je je met een sigaret beter kunt ontspannen. De waarheid is dat nicotine een chemische stimulans is. Als u twee sigaretten achter elkaar rookt en uw pols voelt, zult u een duidelijk versnelde polsslag constateren.
Voor veel rokers zijn de sigaretten na een maaltijd favoriet. De maaltijd is een moment van de dag waarop het werk erop zit en we ons kunnen ontspannen, we stillen de honger en lessen de dorst en voelen ons helemaal voldaan. Maar de arme roker kan zich niet ontspannen omdat hij nog een andere honger heeft te stillen. Voor hem is de sigaret de kers op de slagroomtaart, maar in werkelijkheid is die sigaret alleen maar het monstertje dat gevoed wil worden.
De waarheid is dat de nicotineverslaafde nooit helemaal ontspannen kan zijn, en naarmate hij langer rookt wordt dat sterker.
De minst ontspannen mensen zijn niet de niet-rokers maar vijftigjarige zakenmensen die kettingroken, voortdurend hoesten en proesten, een hoge bloeddruk hebben en voortdurend geprikkeld zijn. In dit stadium heffen sigaretten nog maar gedeeltelijk de symptomen op die ze veroorzaakt hebben.
Ik herinner me de tijd dat ik een jong accountant was en de verantwoordelijkheid had voor een gezin. Als een van mijn kinderen iets verkeerd deed verloor ik mijn geduld in een mate die volslagen buiten proporties was. Ik zag dat als een slechte karaktertrek. Nú weet ik dat het de sigaretten waren die het probleem veroorzaakten. In die tijd dacht ik dat ik meer problemen had dan wie dan ook, maar als ik nu terugkijk op mijn leven vraag ik mij af wat die nou waren. Alles in het leven had ik onder controle. Het enige waar ik geen macht over had, was het roken. Het trieste is dat ik nog steeds mijn kinderen er niet van kan overtuigen dat het door het roken kwam dat ik zo geprikkeld was. Iedere keer als ze een roker horen die zijn verslaving probeert te rechtvaardigen, krijgen ze de boodschap: 'O, het kalmeert me, het helpt me te ontspannen.'
Een paar jaar geleden dreigden de instanties die zich in Engeland met

adoptie bezighouden, om rokers niet in aanmerking te laten komen voor adoptie. Een man belde woedend op en zei: 'Dat ziet u helemaal verkeerd. Als kind herinner ik me dat als ik een verschil van inzicht met mijn moeder had op te lossen, ik wachtte tot ze een sigaret opstak omdat ze dan meer relaxed was.' Waarom kon hij niet met zijn moeder praten als ze niet rookte? Waarom zijn rokers zo weinig relaxed als ze niet roken, zelfs na een diner in een restaurant? Waarom zijn niet-rokers dan wel volkomen relaxed? Waarom kunnen rokers zich niet relaxed voelen zonder sigaret? Zo zag ik laatst in een supermarkt een moeder tegen haar kind schreeuwen. Het eerste dat ze deed toen ze naar buiten kwam, was een sigaret opsteken. Ga rokers eens observeren, vooral als ze in een situatie verkeren waarin ze niet mogen roken. U zult zien dat ze hun handen in de buurt van hun mond houden, of hun handen onrustig bewegen, of nerveus de maat slaan met hun voeten, of met een plukje haar spelen, of hun kaken op elkaar klemmen. Hoe dan ook, rokers zijn nooit ontspannen. Ze weten niet meer hoe het voelt om volkomen ontspannen te zijn.

Dat is een van de vele geneugten die u terugkrijgt. Het hele roken kan vergeleken worden met een vlieg die vast komt te zitten op een vleesetende plant. Het begint ermee dat de vlieg de nectar eet maar dan begint ongemerkt de plant de vlieg op te eten. Is het geen tijd om uit die plant te klimmen?

HOOFDSTUK 13

Combinatiesigaretten

Nee, een combinatiesigaret is niet wanneer je er twee of meer tegelijk rookt. Als dat gebeurt begin je je af te vragen waarom je eigenlijk die allereerste rookte. Ik heb een keer de achterkant van mijn hand gebrand toen ik een sigaret in mijn mond wilde stoppen terwijl er al eentje zat. Toch is het minder dom dan u denkt.
Zoals ik al zei, op den duur heft de sigaret de ontwenningsverschijnselen niet meer op en heb je, zelfs als je rookt, het gevoel dat er iets ontbreekt. De vreselijke frustratie van de kettingroker. Als hij een opkikkertje nodig heeft, rookt hij al. Dat is trouwens de reden waarom zware rokers vaak ook op drank of andere drugs overgaan. Maar ik dwaal af.
Een combinatiesigaret is zo'n sigaret die wordt opgestoken wanneer er twee of meer van de gebruikelijke aanleidingen zijn om te roken. Dat zijn bijvoorbeeld gelegenheden waarbij zowel spanning als ontspanning een rol spelen. Dat lijkt op het eerste gezicht misschien tegenstrijdig maar dat is het niet. Iedere vorm van sociaal gedrag kan spanning met zich meebrengen, zelfs met vrienden, want tegelijkertijd wil je plezier hebben en je ontspannen voelen.
Er zijn wel situaties waarbij alle eerdergenoemde vier aanleidingen op één en hetzelfde moment aanwezig zijn. Autorijden kan zo'n situatie zijn. Als je net een gespannen situatie achter de rug hebt, bijvoorbeeld een afspraak met de tandarts of de dokter, is er nu de gelegenheid om je te ontspannen. Tegelijkertijd heeft autorijden altijd een element van stress in zich, je leven staat op het spel. Bovendien moet je je concentreren. Van die twee laatste factoren bent u zich misschien niet bewust maar het feit dat iets onbewust is, betekent nog niet dat het er niet is. En als u in een file terechtkomt of een lang stuk rechte weg moet rijden, verveelt u zich misschien ook nog.
Een ander klassiek voorbeeld is bij het kaartspelen. Bij een spel zoals bridge of pokeren moet je je concentreren. Als je te vaak verliest brengt dat spanning met zich mee. Als je een tijdje achter elkaar geen leuke kaarten krijgt, ga je je misschien vervelen. En dit gebeurt allemaal in je

vrije tijd waarbij je geacht wordt je te ontspannen. Bij een kaartspel wordt iedere roker, hoe gering zijn ontwenningsverschijnselen ook zijn, een kettingroker, en dat geldt zelfs voor de gelegenheidsroker. De asbak zit in een mum van tijd boordevol peuken. Boven de hoofden van de spelers hangt een constante rookwolk.

Als je iedere speler één voor één even op de schouder zou tikken en vragen of hij of zij ervan geniet zal het antwoord onveranderlijk luiden: 'Doe niet zo flauw.' Na dit soort avonden, als we met een rauwe keel en een smaak van dooie muizen in onze mond wakker zijn geworden, besluiten we vaak om met roken te stoppen.

Die combinatiesigaretten zijn vaak die hele speciale sigaretten die we het meest denken te zullen te missen als we overwegen om te stoppen. Dan denken we dat het leven nooit meer zo prettig zal zijn. In feite gaat het ook hier weer om hetzelfde principe: deze sigaretten zorgen er gewoon voor dat de ontwenningsverschijnselen verdwijnen en het ene moment hebben we meer behoefte om die te laten verdwijnen dan het andere.

Laten we het even heel duidelijk stellen. Niet de sigaret is speciaal, maar de gelegenheid. Als we eenmaal de behoefte aan de sigaret hebben weggenomen, worden dat soort gelegenheden veel plezieriger en worden stress situaties minder gespannen. In het volgende hoofdstuk wordt hier verder op ingegaan.

HOOFDSTUK 14

Wat geef ik op?

HELEMAAL NIETS! Wat het moeilijk maakt om te stoppen, is de angst. De angst dat we ons makkertje, ons steuntje in de rug moeten missen. De angst dat bepaalde prettige situaties nooit meer hetzelfde zullen zijn. De angst dat we stresssituaties niet aankunnen.
Met andere woorden, het effect van de hersenspoeling is dat we onszelf wijsmaken dat we op een bepaald punt zwak zijn, of denken dat de sigaret iets heeft wat we nodig hebben, en dat er, als we ermee ophouden, een leegte zal zijn.
Laat het duidelijk tot u doordringen: SIGARETTEN VULLEN GEEN LEEGTE OP. ZIJ CREËREN EEN LEEGTE!
Onze lichamen zijn in feite de hoogst ontwikkelde voorwerpen van deze planeet. Of je nu gelooft in een schepper, een proces van natuurlijke selectie of een combinatie van beide, welk wezen of systeem onze lichamen dan ook bedacht heeft, hij of het is duizendmaal doeltreffender dan de mens. De mens kan de kleinste levende cel niet eens produceren, laat staan het wonder van het gezichtsvermogen, de voortplanting, ons vaatstelsel of onze hersenen. Als de schepper of het systeem de bedoeling had gehad ons te laten roken, zouden we wel voorzien zijn van een soort filter om het vergif uit onze lichamen te houden, of een of andere schoorsteen. Onze lichamen zijn in feite uitgerust met beveiligde waarschuwingssystemen in de vorm van hoest, duizeligheid, misselijkheid enzovoort, en we negeren die met gevaar voor eigen leven.
De verrukkelijke waarheid is dat er niets is om op te geven. Als je eenmaal je lijf van dat kleine monster hebt ontdaan en je gedachten hebt bevrijd van de hersenspoeling, zul je geen sigaretten meer willen noch nodig hebben.
Sigaretten veraangenamen de maaltijd niet. Ze verpesten hem. Ze tasten je smaak- en reukvermogen aan. Kijk maar eens naar rokers in een restaurant als ze tussen twee gangen in roken. Het is niet die maaltijd waarvan ze genieten; ze kunnen nauwelijks wachten tot de maaltijd voorbij is omdat die het sigaretten roken verstoort. Velen roken aan ta-

fel, ondanks het feit dat ze weten dat ze niet-rokers ermee ergeren. Dat is niet omdat rokers doorgaans onattent zijn; het is uitsluitend omdat ze zich zonder sigaret vervelend voelen. Ze moeten kiezen tussen twee kwaden. Of ze onthouden zich ervan en voelen zich vervelend omdat ze niet kunnen roken, of ze roken en voelen zich vervelend omdat ze ergernis opwekken bij anderen, zich daar schuldig over voelen en zichzelf verachten.

Kijk eens naar rokers bij een officiële gelegenheid waar ze moeten wachten totdat er een gezamenlijke toost wordt uitgebracht. Velen van hen hebben opeens last van een zwakke blaas en moeten naar buiten sluipen voor een paar heimelijke trekjes. Op dat moment zie je de verslaving in al zijn echtheid. Rokers roken niet omdat ze ervan genieten. Ze roken omdat ze zich vervelend voelen als ze het niet doen.

Omdat velen van ons zijn begonnen met roken bij sociale gelegenheden toen we nog jong en verlegen waren, hebben we onszelf wijsgemaakt dat we zonder sigaret niet van dat soort gelegenheden kunnen genieten. Maar dat is onzin. Tabak ontneemt je je vertrouwen. Het beste bewijs van het feit dat sigaretten je geen vertrouwen geven en je alleen maar afhankelijk en dus angstig maken, is te zien bij rokende vrouwen. Vrouwen stellen over het algemeen de nodige eisen aan zichzelf als ze in het openbaar moeten verschijnen. Zij zouden er niet over piekeren om er bij een feest of receptie niet onberispelijk uit te zien en lekker te ruiken. En hoewel ze weten dat hun adem naar een stinkende asbak ruikt, lijkt het hen in het geheel niet te deren. Ik weet dat het hun *enorm hindert* – velen vinden de lucht van hun haar en hun kleren afschuwelijk – en toch laten ze zich er niet door weerhouden. Zo groot is nou de invloed van deze rotdrug, zo afhankelijk en dus angstig word je ervan.

Sigaretten maken sociale gelegenheden niet gezelliger. Ze verpesten ze: in je ene hand een drankje, in de andere een sigaret, je probeert je as netjes kwijt te raken, je moet de ene peuk na de andere uitmaken, je zorgt ervoor dat de slierten rook van jouw sigaret plus de rook die je uitblaast niet in het gezicht terechtkomen van de persoon met wie je staat te praten, terwijl je je in gemoede afvraagt of ze je adem kunnen ruiken of misschien de bruine aanslag op je tanden kunnen zien.

Niet alleen is er niets om op te geven, maar er zijn fantastische winstpunten. Als rokers overwegen om met roken te stoppen, zullen ze vaak het accent leggen op gezondheid, financiën en het sociale stigma. Dit zijn ook zeer zeker uiterst steekhoudende en belangrijke punten, maar voor mij persoonlijk was de grootste winst van psychologische aard, en daarmee bedoel ik ondermeer:

1 Het terugkrijgen van vertrouwen en moed.
2 Bevrijding van de verslaving.
3 Niet meer door het leven te hoeven gaan met die zwarte schaduwen op de achtergrond van je gedachten, wetende dat de helft van de bevolking je veracht en, erger nog, jij jezelf veracht.

Niet alleen is het leven als niet-roker veel beter, maar het is ook stukken plezieriger. En dan bedoel ik niet alleen dat je gezonder bent en meer geld overhoudt. Ik bedoel dat je gelukkiger bent en veel meer geniet van dingen.
De prettige pluspunten die je als niet-roker hebt, worden in de volgende hoofdstukken besproken.
De stelling dat sigaretten geen leegte opvullen maar juist creëren, is voor sommige rokers niet altijd meteen te begrijpen. De volgende analogie helpt misschien om het te verduidelijken.
Stel dat u een koortsblaar op uw lip heeft. Ik heb deze fantastische zalf. Ik zeg tegen u: 'Probeer dit spul eens.' U smeert de zalf erop en het wondje verdwijnt meteen. Na een week komt het terug. U vraagt: 'Heb je nog meer van die zalf?' Ik zeg: 'Hou de hele tube maar. Misschien heeft u het nog eens nodig.' U smeert de zalf er weer op en, hocus pocus pas, de koortsblaar is weer genezen. Ieder keer als de koortsblaar terugkomt, is hij groter en pijnlijker geworden, en de tussenpozen worden ook steeds korter. Ten slotte bedekken de koortsblaren uw hele gezicht en zijn uiterst pijnlijk. Ze komen nu ieder half uur terug. U weet dat de zalf het tijdelijk verhelpt, maar u maakt zich ernstige zorgen. Zal de uitslag zich op den duur over uw hele lichaam verspreiden? Zullen de tussenpozen helemaal verdwijnen? U gaat naar uw huisarts. Hij kan niets voor u doen. U probeert andere middeltjes maar niets helpt, behalve die fantastische zalf. Inmiddels bent u volkomen afhankelijk van de zalf. U gaat nooit meer de deur uit zonder er zeker van te zijn dat u een tube zalf op zak heeft. Als u naar het buitenland gaat zorgt u dat u een paar extra tubes bij zich heeft. Nu is het zo dat, naast de zorgen die u al heeft over uw gezondheid, ik nog eens f 350,– per tube vraag. U heeft geen keus, het enige dat u kunt doen is betalen.
Maar dan leest u in de medische rubriek van uw krant dat u niet de enige bent die hier last van heeft; vele anderen kampen met hetzelfde probleem. Apothekers hebben ontdekt dat de zalf de koortsblaar niet geneest maar slechts onderdrukt en dat in feite de zalf er de oorzaak van is dat de blaar steeds groter wordt. De enige manier om van die koortsuitslag af te komen, is om die zalf niet meer te gebruiken. Dan zullen de

blaasjes na verloop van tijd uit zichzelf genezen.
Zou u doorgaan met het gebruik van die zalf?
Zou u wilskracht nodig hebben om die zalf niet meer te gebruiken?
Aanvankelijk vond u het artikel ongeloofwaardig en was u nogal sceptisch, maar toen na een paar dagen bleek dat de koortsuitslag inderdaad begon te genezen, verdween ook de behoefte of het verlangen naar de zalf.
Zou u zich beroerd voelen? Natuurlijk niet. U had een afschuwelijk probleem en dacht dat het onoplosbaar was. Nu heeft u de oplossing gevonden. Zelfs als het een jaar zou duren voordat de uitslag helemaal genezen was, zou u, elke dag dat de blaasjes verder verdwenen, denken: 'Wat fantastisch, ik ga niet dood.'
Dit wonderlijke overkwam mij toen ik die laatste sigaret uitmaakte. Eén ding wil ik even heel duidelijk maken in de parallel van de koortsblaar met de zalf. De koortsblaar staat niet voor longkanker, aderverkalking, longemfyseem, angina pectoris, chronische astma, bronchitis of een aandoening van de kransslagaders van het hart. Dat soort zaken komen er, naast de koortsblaar, nog eens bovenop. Het gaat niet om de duizenden guldens die in rook opgaan, of de naar rook stinkende adem en de tanden met nicotineaanslag waar we ons hele leven mee zitten, of de lusteloosheid of de piepende ademhaling en het hoesten, of de jaren waarin we bezig zijn onszelf te verstikken en tegelijkertijd wensten dat we dat niet deden. Het gaat niet om al die momenten dat we gestraft worden omdat we niet mogen roken, of om het feit dat we ons hele leven door anderen veracht worden, of, erger nog, wij onszelf verachten. Dat zijn allemaal zaken die we naast de koortsuitslag er nog eens bovenop krijgen.
Maar het is de koortsblaar die maakt dat we onze geest afsluiten voor al deze dingen. Het is dat paniekgevoel van 'Ik wil een sigaret'. Niet-rokers hebben geen last van dat gevoel. Waar we als roker het meeste last van hebben, is de angst en het grootste winstpunt is dat we ons ontdoen van die angst. Het was alsof er opeens een dichte mist optrok uit mijn geest. Ik zag zo scherp dat het paniekgevoel van een sigaret willen hebben geen zwakheid in mij was, of een of andere magische aantrekkingskracht van de sigaret. Ik zag zo duidelijk dat het paniekgevoel veroorzaakt werd door de eerste sigaret, en dat iedere volgende sigaret het niet ophief maar juist in stand hield. Tegelijkertijd zag ik in dat alle andere 'blije' rokers door dezelfde nachtmerrie heen gingen als ik. En ik zag iedereen stuk voor stuk dezelfde nepargumenten gebruiken om zijn stompzinnige gedrag te rechtvaardigen.
HET IS ZO HEERLIJK OM DAAR VRIJ VAN TE ZIJN!

HOOFDSTUK 15

Zelfgekozen slavernij

Als rokers proberen te stoppen, zijn hun belangrijkste motieven vaak gezondheid, financiën en het sociale stigma. Eén van de gevolgen van de hersenspoeling is dat het tot pure slavernij leidt.
In de vorige eeuw is er hard gevochten om de slavernij af te schaffen en toch gaat de roker zijn hele leven onder een vrijwillige slavernij gebukt. Hij schijnt zich er niet bewust van te zijn dat hij, als hij mag roken, zou willen dat hij een niet-roker was. Voor de meeste sigaretten die we gedurende ons leven roken, geldt niet alleen dat we ze niet lekker vinden maar ook nog eens dat we ze onbewust roken. Pas nadat we ons een tijdje van een sigaret onthouden hebben, denken we dat een sigaret echt lekker is (bijvoorbeeld de eerste sigaret van de dag, of na een maaltijd).
Het enige moment waarop een sigaret heel kostbaar wordt, is als we proberen te minderen of ons ervan te onthouden, of in situaties waarin de samenleving ons daartoe probeert te dwingen (bijvoorbeeld in de kerk, het ziekenhuis, de supermarkt, openbare gebouwen, enzovoort).
De verstokte roker moet zich goed realiseren dat deze trend zich steeds verder doorzet. Morgen de treinen. Overmorgen alle theaters. De tijd is voorbij dat een roker het huis van vrienden of vreemden binnengaat met de woorden: 'U vindt het toch niet erg dat ik rook, hè?' Tegenwoordig zal de arme roker, als hij een onbekend huis binnengaat, wanhopig rondkijken of hij een asbak ziet, in de hoop dat er peuken in liggen. Als er geen asbak is zal hij in de regel proberen om het zonder sigaretten te stellen en als hij dat niet volhoudt zal hij toestemming vragen om te roken en in veel gevallen een reactie krijgen in de trant van 'Nou, als je dan zo nodig moet' of 'Eigenlijk liever niet, die lucht blijft altijd zo hangen'.
De arme roker voelde zich al ellendig en zou nu het liefst even door de grond willen zakken.
Ik herinner me uit de tijd dat ik nog rookte, dat ik het een beproeving vond om naar de kerk te gaan, zelfs bij de bruiloft van mijn eigen dochter. In plaats van daar als een trotse vader te staan, dacht ik op een gegeven moment: 'Ik hoop maar dat het niet meer zo lang duurt zodat ik naar buiten kan om een sigaret te roken.'

Het helpt om rokers bij dit soort gelegenheden te observeren. Ze staan op een kluitje bij elkaar. Er is nooit slechts één pakje, het zijn altijd meerdere pakjes die te voorschijn gehaald worden en de gesprekken erbij zijn altijd hetzelfde:
'Rook je?'
'Ja, maar neem er een van mij.'
'Nee, dank je, straks graag.'
De aanstekers komen te voorschijn en er wordt diep geïnhaleerd, met de gedachte: wat boffen we toch. Wij hebben tenminste ons beloninkje. Die arme niet-roker heeft dat niet.
De arme niet-roker heeft helemaal geen beloning nodig. We zijn er niet op gebouwd om gaandeweg ons lichaam stelselmatig te vergiftigen. Het jammerlijke is dat zelfs tijdens het roken van een sigaret de roker dat gevoel van rust, kalmte en vertrouwen, wat een niet-roker gedurende zijn hele leven ervaart, niet terugkrijgt. De niet-roker zit niet geërgerd in de kerk de minuten af te tellen. De niet-roker geniet van zijn hele leven.
Ik herinner me ook dat als ik in het bowlingcentrum was, ik regelmatig naar het toilet moest om even een paar trekjes te kunnen nemen. Nee, nu heb ik het niet over een veertienjarige schooljongen maar over een veertigjarige beëdigde accountant. Hoe erbarmelijk. En zelfs als ik dan weer terugkwam en aan het bowlen was, genoot ik er niet echt van. Ik wilde maar dat het afgelopen was zodat ik weer kon roken, terwijl dit toch bedoeld was als ontspanning bij een van m'n geliefde hobby's.
Waar ik nog het meest van geniet als niet-roker is om bevrijd te zijn van die slavernij, en om van het geheel van mijn leven te kunnen genieten in plaats van de helft van de tijd naar een sigaret te moeten hunkeren om vervolgens, als je die dan hebt opgestoken, te willen dat je dat allemaal niet nodig had.
Rokers moeten goed bedenken dat als ze in het huis van een niet-roker zijn of zelfs in het gezelschap van niet-rokers, het niet de intolerante niet-roker is die hun iets ontneemt, maar het 'kleine monster'.

HOOFDSTUK 16

Ik bespaar f x per week

Ik kan niet vaak genoeg herhalen dat het de hersenspoeling is die het zo moeilijk maakt om te stoppen; hoe meer we van die hersenspoeling uit de weg kunnen ruimen voordat we eraan beginnen, hoe gemakkelijker u het zult vinden om uw doel te bereiken.
Het komt nogal eens voor dat ik een discussie aanga met mensen die ik verstokte rokers noem. De definitie van een verstokte roker is voor mij iemand die het zich financieel kan veroorloven, die niet gelooft dat het zijn gezondheid schaadt en die zich niet druk maakt om het sociale stigma (er lopen niet meer zoveel van dit soort mensen rond).
Als het een jong iemand is zeg ik: 'Ik kan me niet voorstellen dat je je geen zorgen maakt om al dat geld wat je eraan uitgeeft.' Meestal kijkt zo iemand me dan enigszins gerustgesteld aan. Als ik hem op gezondheidsargumenten of op het sociale stigma zou hebben aangevallen, zou hij zich overrompeld gevoeld hebben, maar ach, geld... 'Oh, dat kan ik me wel veroorloven. Dat is maar f x per week en dat heb ik er wel voor over. Het is mijn enige slechte eigenschap, of een van m'n weinige pretjes,' enzovoort.
Als hij er twintig per dag rookt, zeg ik tegen hem: 'Ik kan me nog steeds niet voorstellen dat je je geen zorgen maakt om dat geld. Jij zult gedurende je leven bijna honderdduizend gulden aan sigaretten besteden. En weet je wat je met dat geld doet? Je steekt het niet in brand en je gooit het ook niet in de gracht. Je gebruikt dat geld om je lichamelijke gezondheid te ruïneren, om je lef en je zelfvertrouwen kapot te maken, het maakt je tot slaaf en veroorzaakt bruine vlekken op je tanden en een naar rook stinkende adem. Daar maak je je toch zeker wel zorgen om?'
Op dit punt wordt duidelijk – speciaal bij jongeren – dat ze het nooit als een levenslange uitgave hebben bekeken. Voor de meeste rokers is de prijs van een pakje al erg genoeg. Af en toe rekenen we uit wat het per week kost en dat is alarmerend. Heel af en toe (en alleen maar als we erover denken om te stoppen) schatten we wat we per jaar kwijt zijn en dat is beangstigend, maar over de periode van je hele leven, dat is letterlijk onvoorstelbaar.

Maar omdat het een discussie is zal de roker nu zeggen: 'Ik kan het me permitteren, het is maar zoveel per week.' Het is alsof hij zichzelf een aantrekkelijke betalingsregeling aanbiedt, af te lossen in termijnen. Dan zeg ik: 'Ik doe je een prachtig aanbod dat je niet kunt weigeren. Jij betaalt mij nu ƒ 3500 en ik zorg dat je de rest van je leven gratis sigaretten hebt.'

Als ik had aangeboden om een hypotheek van ƒ 90.000 over te nemen, zou de roker het contract met de handtekening binnen de kortste keren onder mijn neus duwen, maar tot nu toe is geen enkele roker hierop ingegaan (en dan te bedenken dat ik het niet had tegen iemand zoals u, die plannen heeft om te stoppen, maar tegen iemand die helemaal niet van plan was op te houden). Hoe zou dat komen?

Op dit punt in de discussie zegt de roker vaak: 'Kijk, over de financiële kant van de zaak maak ik me gewoon geen zorgen.'

Als u er min of meer ook zo over denkt, vraag u dan eens af waarom u zich geen zorgen maakt. Waarom doet u aan de ene kant vaak de nodige moeite om een paar tientjes te besparen en hanteert u aan de andere kant het motto 'geld speelt geen rol' en geeft u duizenden en duizenden guldens uit aan vergif voor uzelf?

Het antwoord is dit. Elke andere beslissing die u in uw leven neemt, is het gevolg van een proces van zorgvuldige afweging van de voor- en nadelen, hetgeen uiteindelijk tot een weldoordacht besluit leidt. Later blijkt het misschien een verkeerd besluit te zijn geweest, maar het was in ieder geval het logisch resultaat van een nuchtere afweging. Iedere roker die de voor- en nadelen van het roken tegen elkaar afweegt, komt tot de overduidelijke slotsom: 'STOP MET ROKEN! JE BENT EEN SUFFERD!' Daarom geldt voor alle rokers dat ze niet roken omdat ze dat willen of omdat ze dat besloten hebben, maar omdat ze denken dat ze niet kunnen stoppen. Ze moeten zichzelf wel hersenspoelen. Ze moeten hun kop wel in het zand steken.

Het merkwaardige is dat rokers onderling wel vaak een deal maken of weddenschappen aangaan, zoals 'De eerste die het niet volhoudt, betaalt de ander ƒ 250,–', maar ze lijken ongevoelig voor de duizenden guldens die ze besparen als ze zouden stoppen. Dat komt omdat ze nog steeds denken als de gehersenspoelde roker.

Haal dat zand nu eens even uit uw ogen. Roken is een kettingreactie en een keten voor het leven. Als u die keten niet verbreekt, zult u de rest van uw leven een roker blijven. Probeert u eens een schatting te maken hoeveel geld u de rest van uw leven aan tabak zult uitgeven. Dat bedrag verschilt natuurlijk sterk per persoon, maar laten we er voor het gemak even van uitgaan dat dat ƒ 30.000 is.

U zult binnenkort het besluit nemen om uw laatste sigaret te roken (nee, nu nog niet alstublieft, denk aan de instructies aan het begin). Het enige dat u moet doen om een niet-roker te blijven, is om niet meer in die val terecht te komen. Dat betekent: rook die eerste sigaret niet. Als u dat wel doet, dan kost die ene sigaret u f 30.000.

Als u dit een gekunstelde manier vindt om ertegenaan te kijken, houdt u zichzelf nog steeds voor de gek. Reken alleen maar eens uit hoeveel geld u had kunnen besparen als u uw eerste sigaret nooit had gerookt. Als u deze bewijsvoering niet realistisch vindt, ga dan eens na hoe u zich zou voelen als er morgen een prijs van de Staatsloterij van f 30.000 door uw brievenbus valt. Dan springt u toch een gat in de lucht? Nou, maak die sprong maar. U staat op het punt om die prijs te krijgen en dat is nog maar één van de fantastische winstpunten die u te wachten staan. Gedurende de afkickperiode komt u misschien in de verleiding om nog één laatste sigaret te roken. Het zal u helpen om die verleiding te weerstaan als u bedenkt dat dat u f 30.000 kost (of op welk bedrag uw schatting dan ook uitkwam).

Dat aanbod heb ik jarenlang tijdens radio- en televisieprogramma's gedaan. Ik kan het nog steeds nauwelijks geloven dat niet één stevige roker op mijn aanbod is ingegaan. Als ik leden van mijn golfclub weer eens hoor klagen over de tabaksprijzen die weer omhoog zijn gegaan, zit ik ze weleens een beetje te sarren. Eigenlijk ben ik weleens bang dat ik ze te veel aanmoedig en één van hen op het aanbod ingaat. Dat zou me een vermogen kosten.

Als u in gezelschap bent van tevreden, blije rokers die zeggen dat ze er zo van genieten, zeg dan maar dat u een of andere gek kent die, als iemand hem het bedrag betaalt dat hij in ongeveer twee jaar aan roken zou uitgeven, die persoon voor de rest van zijn leven van gratis rookwaar voorziet. Misschien vindt u iemand die mijn aanbod aanneemt...

HOOFDSTUK 17

Gezondheid

Op dit terrein is de hersenspoeling het hardnekkigst. Rokers denken dat ze zich bewust zijn van de gezondheidsrisico's, maar dat zijn ze niet.
Zelfs in mijn geval, toen ik dacht dat mijn hoofd ieder moment uit elkaar kon barsten en ik echt geloofde dat ik bereid was om de consequenties te aanvaarden, was ik mijzelf nog voor de gek aan het houden.
Als ik in die tijd een sigaret uit het pakje had genomen en er een alarmsignaal in werking was getreden, gevolgd door een stem die zei: 'Oké, Allen, dit is het dan. Je boft dat je een waarschuwing krijgt en nu is het dan zover. Tot nu toe kon je je gang gaan, maar als je nu nog één sigaret rookt zal je hoofd uit elkaar barsten', denkt u dan dat ik die sigaret zou aansteken? Als u twijfelt over het antwoord, loop dan tijdens het spitsuur eens naar een drukke verkeersweg, ga met uw ogen dicht op de stoeprand staan en probeer u voor te stellen dat u kunt kiezen om of te stoppen met roken, of geblinddoekt de weg over te steken alvorens u uw volgende sigaret kunt opsteken.
Het is wel duidelijk wat u zou kiezen. Ik deed wat iedere roker zijn hele leven doet: mijn geest blokkeren en mijn kop in het zand steken, hopende dat ik op een ochtend wakker zou worden en gewoon niet meer zou willen roken. Rokers kunnen het zich niet veroorloven om aan de gezondheidsrisico's te denken. Als ze dat wel doen, wordt hun zelfs de illusie dat ze ervan genieten, ontnomen.
Dat verklaart waarom de shockbehandeling die de media in Engeland gebruiken op 'National No-Smoking Days' zo ineffectief is. Alleen niet-rokers brengen het op om die informatie in zich op te nemen. Het verklaart ook waarom rokers, die steeds 'oom Fred' erbij halen die er veertig per dag rookte en tachtig is geworden, voorbijgaan aan de duizenden mensen die vroegtijdig overlijden als gevolg van de giftige tabak.
Meestal een paar keer per week heb ik het volgende gesprek met rokers (meestal jongeren):

IK: Waarom wil je ophouden?
ROKER: Ik kan het me niet veroorloven.
IK: Maak je je geen zorgen over je gezondheid?
ROKER: Ach, ik zou morgen onder een bus kunnen komen.
IK: Zou je je expres door een bus laten overrijden?
ROKER: Natuurlijk niet.
IK: Neem je de moeite om goed uit te kijken voordat je oversteekt?
ROKER: Natuurlijk wel.

Precies, de roker doet de nodige moeite om niet onder een bus te komen, en de kans dat dat gebeurt is één op de weet-ik-hoeveel-honderdduizend. Tegelijkertijd riskeert de roker met de aan zekerheid grenzende waarschijnlijkheid dat zijn gezondheid geschaad wordt en lijkt daarbij totaal ongevoelig voor de risico's. Zo groot is nu de macht van de hersenspoeling.

Ik herinner me een bekende Engelse golfspeler die niet in de Amerikaanse competitie wilde spelen omdat hij bang was om te vliegen. Maar op de golfbaan stak hij de ene sigaret na de andere op. Is het niet merkwaardig dat we, als we maar een vermoeden hebben dat er iets niet helemaal in orde zou zijn met het vliegtuig, we er niet in stappen, zelfs al zou het risico van neerstorten één op de ik-weet-niet-hoeveel-honderdduizend zijn, terwijl we met de sigaret een risico van één op vier nemen en daar kennelijk ongevoelig voor zijn? En wat doet die sigaret nou voor de roker? HELEMAAL NIETS!

Een ander veelvoorkomend fabeltje over roken is de rokershoest. Veel jonge mensen die mij consulteren, maken zich geen zorgen over hun gezondheid omdat ze geen rokershoest hebben. In feite is het echter precies andersom. De hoest is een natuurlijk afweermechanisme voor zaken die niet in de longen thuishoren. De hoest zelf is geen ziekte maar een symptoom. Als rokers hoesten betekent dat niets anders dan dat de longen proberen het kankerverwekkende teer en de giffen te verdrijven. Als iemand niet hoest, blijven die teer en de giffen in de longen zitten en juist daardoor ontstaat kanker.

Bekijk het eens op deze manier. Als u een mooie auto zou hebben en u zou die laten roesten zonder er iets aan te doen, zou dat nogal stom zijn omdat die binnen de kortste keren een berg roest zou zijn in plaats van een vervoermiddel. Uw lichaam is het voertuig dat u door het leven moet dragen. We vinden allemaal onze gezondheid het grootste goed. Een miljonair die tobt met zijn gezondheid, zal dat onmiddellijk beamen. De meesten van ons zijn in het verleden weleens flink ziek geweest of heb-

ben misschien een ongeluk gehad, en dan leek nog maar één ding belangrijk: weer helemaal beter te worden. (WAT VERGETEN WE ZOIETS ALTIJD WEER SNEL!) Als roker laat u de boel niet alleen roesten zonder er iets aan te doen; u bent ook bezig om het voertuig dat u door het leven moet dragen, langzaam maar zeker te slopen, terwijl u er maar één hebt! Word verstandig. Niets verplicht u om dit te blijven doen en bovendien: de tabak doet HELEMAAL NIETS VOOR U.
Haal nu eens even het zand uit uw ogen en stel uzelf de vraag of u, als u wist dat de volgende sigaret het begin zou zijn van kanker, die sigaret dan ook zou roken. Vergeet de ziekte even (dat is ook moeilijk voor te stellen) maar stel u voor dat u naar het Antoni van Leeuwenhoeckhuis moet om al die vreselijke onderzoeken te ondergaan, bestralingen, enzovoort. U maakt nu geen plannen voor de rest van uw leven. U bent nu uw dood aan het voorbereiden. Hoe zal het verder gaan met uw familie en uw dierbaren, uw plannen en uw dromen?
Meer dan eens heb ik mensen meegemaakt wie dit overkwam. Ze dachten altijd dat het hun niet zou overkomen, en dan is het ergste nog niet eens de ziekte zelf maar de wetenschap dat ze het zichzelf hebben aangedaan. Als rokers zeggen we steeds: 'Morgen stop ik.' Probeer u eens voor te stellen hoe iemand zich voelt die net de diagnose te horen heeft gekregen. Voor zo iemand is het afgelopen met de hersenspoeling. Op zo'n moment ziet iemand zijn gewoonte opeens haarscherp en zal zich gedurende het stuk leven dat nog rest blijven afvragen: 'Hoe heb ik mijzelf steeds kunnen wijsmaken dat ik moest roken? Kon ik nog maar terug!'
Schei uit met het voor de gek houden van uzelf. U kúnt terug. Het is een kettingreactie. De volgende sigaret die u rookt leidt weer naar de volgende en naar de volgende.
Bij het begin van het boek beloofde ik u dat ik u niet zou bangmaken of shockeren. Als u al besloten hebt om te stoppen met roken, is daar ook geen sprake van. Als u nog twijfelt, sla dan de rest van dit hoofdstuk even over en lees het pas als u het boek uit heeft.
Er bestaan bergen statistieken over de schade die roken bij rokers kan aanrichten. De moeilijkheid is dat de roker dat allemaal niet wil weten voordat hij besloten heeft om te stoppen. Zelfs de waarschuwende tekst op de pakjes is je reinste tijdverspilling, want de roker heeft oogkleppen voor en als hij die tekst ongemerkt toch leest, is het eerste dat hij doet: een sigaret opsteken.
Rokers hebben de neiging hun gezondheidskansen te zien als Russische Roulette, of als een mijnenveld. Realiseer u goed dat u al in het proces zit. Iedere keer dat u een trekje neemt van een sigaret, zuigt u kankerver-

wekkende teer in uw longen, en kanker is bij lange na niet de ergste dodelijke ziekte die sigaretten veroorzaken of waartoe ze bijdragen. Ze doen dit ook in niet geringe mate bij het ontstaan van hart- en vaatziekten, aderverkalking, longemfyseem, angina pectoris, trombose, chronische bronchitis en astma. Rokers maken zichzelf ook wijs dat de gezondheidsaspecten overdreven worden. Het tegendeel is het geval. Sigaretten zijn zonder twijfel doodsoorzaak nummer één in de westerse samenleving. Het vervelende is dat in veel gevallen waar sigaretten de doodsoorzaak zijn of waar ze ertoe hebben bijgedragen, in de statistieken niet de sigaretten als veroorzakers vermeld worden.

Geschat wordt dat 44 procent van de binnenhuisbranden door sigaretten worden veroorzaakt en ik vraag me af hoeveel verkeersongelukken het gevolg zijn van sigaretten, in die fractie van een seconde als je even niet oplet omdat je je sigaret moet aansteken.

Over het algemeen ben ik een voorzichtig autorijder maar de keer dat ik er bijna geweest was (behalve dan door het roken zelf), was toen ik achter het stuur een shagje zat te rollen, om nog maar niet te spreken van al die keren dat ik, terwijl ik achter het stuur zat, een sigaret uit mijn mond hoestte die dan altijd tussen de stoelen terechtkwam. Ik weet zeker dat veel rokers de ervaring kennen waarbij je met één hand probeert de brandende sigaret op te sporen en met de andere te blijven sturen.

Het effect van de hersenspoeling is dat we de neiging hebben om te denken zoals die man die van de honderdste verdieping valt en bij de vijftigste verdieping tegen zichzelf zegt: 'Tot nog toe gaat alles goed!' We denken omdat het al zo lang goed is gegaan, dat de volgende sigaret ook niet meer uitmaakt.

Probeer het eens van de andere kant te bekijken, de 'gewoonte' is een nooit ophoudende keten voor het leven, waarbij iedere sigaret de behoefte aan de volgende schept. Als u met die gewoonte begint, steekt u een lont aan.

Het probleem is dat U NIET WEET HOE LANG DE LONT IS. Bij iedere sigaret die u opsteekt bent u een stapje dichter bij de ontploffende bom.

HOE WEET U OF HET NIET BIJ DE VOLGENDE ZAL ZIJN?

HOOFDSTUK 18

Energie

De meeste rokers weten dat hun longen dichtslibben maar velen zijn zich niet bewust van de algemene lusteloosheid die roken veroorzaakt.
Behalve dat de roker zijn longen laat dichtslibben, stopt hij ook zijn bloedvaten vol met giftige stoffen zoals nicotine, koolmonoxyde en nog vele andere.
Onze longen en bloedvaten zijn bedoeld om zuurstof en andere voedingsstoffen te transporteren naar de verschillende organen en spieren in ons lichaam. De roker onttrekt steeds meer zuurstof aan iedere spier en aan ieder orgaan, zodat hun dagelijks functioneren steeds minder efficiënt wordt, en de roker op den duur niet alleen steeds lustelozer wordt maar bovendien steeds minder weerstand zal hebben tegen andere ziekten.
Omdat het allemaal zo langzaam en geleidelijk gaat, is de roker er zich niet van bewust dat het gebeurt. Hij voelt zich de ene dag niet anders dan de vorige; omdat hij zich niet ziek voelt, zal hij de permanente staat van lusteloosheid toeschrijven aan het ouder worden.
Als teenager voelde ik mij altijd heel levenslustig, maar daarna leed ik gedurende meer dan dertig jaar aan constante vermoeidheid. Ik dacht dat alleen kinderen en teenagers energie hadden. Eén van de fantastische beloningen vlak na het stoppen, was om opeens weer energie te hebben en weer zin in lichamelijke beweging.
Dit verkeerde gebruik van het lichaam en het gebrek aan energie leiden vaak weer tot andere laakbare gewoonten. De roker zal sportieve activiteiten en andere ontspanningen vaak vermijden en de neiging hebben om te veel te eten en te drinken.

HOOFDSTUK 19

Het ontspant me en geeft me zelfvertrouwen

Dit is wel de allergrootste misvatting die er over roken bestaat. Naast de beëindiging van de slavernij was voor mij de grootste beloning van het stoppen om niet meer met die voortdurende onzekerheid, waar alle rokers last van hebben, te hoeven leven.
Rokers kunnen zich bijna niet voorstellen dat het juist de sigaret is die dat onzekere gevoel veroorzaakt dat je krijgt als 's avonds laat je sigaretten dreigen op te raken. Niet-rokers hebben daar geen last van. Het wordt veroorzaakt door de tabak.
Een aantal voordelen van het niet-roken ontdekte ik pas maanden nadat ik was gestopt, als gevolg van gesprekken met andere rokers.
Vijfentwintig jaar lang ging ik medische keuringen uit de weg. Toen ik een levensverzekering wilde afsluiten, koos ik ervoor om me niet te laten keuren waardoor ik een hogere premie moest betalen. Ik haatte bezoeken aan ziekenhuizen, artsen en tandartsen. De gedachte aan ouder worden, pensioen en dergelijke, kon ik niet aan.
Geen van deze dingen bracht ik in verband met mijn rookgewoonte, maar nu ik er eenmaal af ben is het alsof ik uit een nare droom ben ontwaakt. Tegenwoordig begin ik iedere dag met plezier. Natuurlijk gebeuren er ook minder leuke dingen in mijn leven en heb ook ik van tijd tot tijd te maken met spanning en stress maar het is heerlijk om het zelfvertrouwen te hebben dat je ermee om kunt gaan; bovendien maken mijn betere gezondheid, de extra energie en het zelfvertrouwen de prettige momenten aangenamer.

HOOFDSTUK 20

Die onheilspellende zwarte schaduwen

Nog een ander voordeel van het afrekenen met de tabak, is het kwijtraken van die onheilspellende zwarte schaduwen achter in je hoofd.
Iedere roker weet dat hij een sufferd is en dat hij zich afsluit voor de negatieve gevolgen van het roken.
Roken doe je meestal automatisch, zonder erbij na te denken, maar die zwarte schaduwen liggen altijd op de loer in ons onderbewustzijn, dicht onder de oppervlakte.
Er doen zich vaak momenten voor waarop we ons bewust worden van die zwarte schaduwen:

– bij het lezen van de wettelijk verplichte waarschuwing over sigaretten
– bij waarschuwingen voor kanker
– bij een hoestbui
– bij pijn in de borst
– bij de gekwelde blik van een van onze kinderen, vrienden of familieleden
– wanneer we ons realiseren dat onze adem naar rook stinkt en er bruine vlekken op onze tanden zitten, hetzij bij de tandarts, hetzij tijdens een gesprek met een niet-roker, of als we iemand een zoen geven.

Zelfs als we ons niet bewust zijn van die feiten, liggen die zwarte schaduwen op de loer, klaar om toe te slaan, en naarmate de rookgewoonte langer duurt, zal de tweestrijd heftiger worden.
Die zal ook niet ophouden tenzij u besluit om van die rotverslaving af te komen.
Ik kan niet vaak genoeg benadrukken hoe heerlijk het is om eindelijk bevrijd te zijn van die zwarte schaduwen en om niet meer te hoeven roken.
De laatste twee hoofdstukken gingen over de enorme voordelen van het niet-roken.

Om een zo objectief mogelijk beeld te geven van het geheel, lijkt het me goed om in het volgende hoofdstuk de voordelen van het roken op een rijtje te zetten.

HOOFDSTUK 21

De voordelen van het roken

HOOFDSTUK 22

Stoppen met de Wilskracht Methode

In onze samenleving is het een geaccepteerd feit dat stoppen met roken erg moeilijk is. Zelfs de boeken die adviezen geven over hoe je dat moet aanpakken, beginnen altijd te vertellen hoe moeilijk het is. De waarheid is echter dat het onvoorstelbaar eenvoudig is. Ja, ik snap dat u vraagtekens zet bij die bewering, maar hou die gedachte nou eens even vast.
Als u ernaar streeft om een kilometer in drie minuten af te leggen, is dat moeilijk. U zult jaren intensief moeten trainen en zelfs dan bent u er lichamelijk misschien niet toe in staat. (Lichamelijke prestaties hebben ook met je geest te maken. Het is niet voor niets dat er bij de training van topsporters zoveel aandacht wordt besteed aan de mentale conditie.) Maar om met roken te stoppen, hoeven we alleen maar niet meer te roken. Niemand dwingt u om te roken (behalve uzelf) en, in tegenstelling tot eten en drinken, heeft u het niet nodig om te overleven. Dus waarom is het nou zo moeilijk om ermee op te houden? Dat is het eigenlijk niet. Rokers maken het zichzelf moeilijk door de Wilskracht Methode toe te passen. Onder de Wilskracht Methode versta ik iedere methode die de roker het gevoel geeft dat hij zich opoffert. Laten we de Wilskracht Methode eens nader beschouwen.
We kiezen er niet voor om een roker te worden. We experimenteren min of meer met de eerste paar sigaretten en omdat ze afschuwelijk smaken zijn we ervan overtuigd dat we ermee kunnen ophouden zodra we dat willen. Die eerste paar sigaretten roken we in het algemeen alleen wanneer we dat zelf willen en dat is meestal in gezelschap van andere rokers tijdens een avondje uit of op een feestje. Maar voordat je het weet koop je ze regelmatig en rook je niet meer alleen op momenten dat je dat wil, maar ga je ermee door.
Vaak duurt het een hele tijd voordat we ons realiseren dat we verslaafd zijn, omdat we in de veronderstelling verkeren dat rokers roken omdat ze een sigaret lekker vinden, en niet omdat ze per se een sigaret moeten hebben. Dus terwijl we er niet eens van genieten (dat doen we nooit), verkeren we in de veronderstelling dat we er weer mee op kunnen houden zodra we dat willen.

Pas als we een stoppoging ondernemen, merken we dat het een probleem is. De eerste pogingen om te stoppen zijn heel vaak in die begintijd, met als aanleiding geldgebrek (willen sparen voor een vakantie bijvoorbeeld) of om gezondheidsredenen (je merkt bij het sporten dat je kortademig wordt). Wat de reden dan ook is, de roker wacht altijd op een situatie waarbij hij onder druk staat, of het nou om geld of om gezondheid gaat. Zodra hij ophoudt laat het kleine monstertje merken dat hij gevoed wil worden. De roker wil dan een sigaret, maar omdat dat niet kan raakt hij nog verder van streek. Datgene wat hij meestal neemt als hij van streek is, is nu niet voorhanden, dus lijdt hij driedubbel. Naar alle waarschijnlijkheid zal het resultaat zijn dat de roker, na een periode van kwelling, het compromis maakt 'Ik ga minderen' of 'Het is niet het goede moment' of 'Ik stel het uit totdat mijn leven wat minder zenuwslopend is'. Maar zodra dat het geval is, is de noodzaak om te stoppen ook verdwenen en zal hij daar niet toe overgaan totdat hij weer in een volgende zenuwslopende periode terechtkomt. Natuurlijk is het nooit het goede moment omdat naarmate het leven verder gaat, we eerder meer dan minder met stress te maken krijgen. We raken de bescherming van het ouderlijk huis kwijt en betreden de grote wereld; we moeten ons eigen geld verdienen, zetten kinderen op de wereld, krijgen verantwoordelijkere banen, sluiten hypotheken af, enzovoort. En in het leven van een roker zal de stress natuurlijk nooit afnemen omdat het de sigaret is die de stress veroorzaakt. Hoe meer het nicotinegebruik van de roker toeneemt, hoe meer hij gekweld wordt en hoe meer hij denkt er afhankelijk van te zijn.

Eigenlijk is het een misvatting dat het leven steeds meer stress met zich mee zou brengen maar dat idee wordt juist door het roken – of een zelfde soort middel – in stand gehouden. In hoofdstuk 28 wordt dit nader besproken.

Na de aanvankelijke mislukkingen vertrouwt de roker gewoonlijk op de mogelijkheid dat hij op een dag wakker wordt en geen behoefte meer heeft om te roken. Deze hoop wordt vaak aangewakkerd door verhalen die hij over andere ex-rokers heeft gehoord (bijvoorbeeld: 'Na een griep had ik geen zin meer om te roken.'). Maak uzelf niets wijs. Bij navraag blijkt het altijd minder simpel dan het leek, en had de roker zich bijvoorbeeld al op het stoppen voorbereid en de griep min of meer als springplank gebruikt.

Ik heb meer dan dertig jaar zitten wachten op de ochtend dat ik wakker zou worden en nooit meer zou willen roken. Maar als ik last had van mijn bronchiën hoopte ik zo gauw mogelijk weer beter te zijn om mijn rookgedrag ongehinderd te kunnen voortzetten.

Mensen die 'zomaar opeens' stoppen hebben vaak een shock gehad, hetzij doordat een dierbaar familielid aan een met roken samenhangende ziekte gestorven is, hetzij door bang te zijn geworden van bepaalde klachten bij zichzelf.

Het klinkt tenslotte zoveel beter om te zeggen: 'Ik ben er gewoon op een goeie dag mee opgehouden. Zo pak ik dat soort dingen aan.'

Hou op met het voor de gek houden van uzelf. Er gebeurt niets tenzij u zelf zorgt dat het gebeurt.

Laten we eens wat nauwkeuriger bekijken waarom die Wilskracht Methode nou zo moeilijk is. Meestal hanteert de roker de 'kop in het zand'-strategie: 'Morgen stop ik.' Soms doet zich iets voor wat tot een stoppoging leidt. Dat kan met gezondheid te maken hebben, met geld of met druk van buitenaf. Of misschien beseft iemand opeens, na bijvoorbeeld een periode van benauwende hoestbuien, dat het toch eigenlijk niet zo lekker is.

Wat de reden ook is, het is zo'n moment dat we het zand uit onze ogen wrijven en de voor- en nadelen tegen elkaar afwegen. Dan ontdekken we wat we ons hele leven al wisten, namelijk dat verstandig gezien de enige conclusie is: HOU OP MET ROKEN.

Als u punten moest geven, van één tot tien, voor alle voordelen van het stoppen en hetzelfde voor alle voordelen van het roken, zou het totaal aantal punten voor stoppen vele malen hoger zijn dan de voordelen van het roken.

Maar hoewel de roker weet dat hij beter af is als niet-roker, denkt hij dat hij zich opoffert. Dat is een misvatting, maar wel een *diepgewortelde* misvatting. De roker weet niet waarom, maar hij gelooft dat bij plezierige momenten en bij moeilijke momenten de sigaret werkelijk helpt.

Voordat hij aan de stoppoging begint zit hij al met de hersenspoeling van onze samenleving die nog eens versterkt wordt door de hersenspoeling van zijn eigen verslaving. En daar komt de hersenspoeling van 'hoe moeilijk het is om te stoppen' nog eens bovenop.

Hij heeft verhalen gehoord van rokers die gedurende maanden gestopt waren maar nog steeds wanhopig naar een sigaret snakken. Ook heb je de mopperende stoppers (mensen die stoppen en die de rest van hun leven blijven jammeren dat ze een moord voor een sigaret zouden doen). Hij heeft gehoord over rokers die al jaren waren gestopt, daar heel tevreden over leken te zijn, maar dan weer één sigaret namen en meteen weer verslaafd waren. Waarschijnlijk kent hij ook meerdere rokers die duidelijk klachten hebben opgelopen door het roken en die zichtbaar niet genieten van sigaretten, maar toch stug door blijven roken. Sterker nog, waarschijnlijk heeft hij eerder zelf ook dergelijke ervaringen gehad. Dus in plaats van eraan te beginnen met een gevoel van 'Hiephoi! Heb je het al gehoord? Ik hoef niet meer te roken', begint hij eraan met lood in de schoenen, ervan overtuigd dat je, als het kleine monster zich eenmaal in je heeft vastgezet, voor de rest van je leven verslaafd bent. Veel rokers beginnen de poging met zich te verontschuldigen bij hun vrienden en familie: 'Luister, ik ga proberen om met roken op te houden. Ik ben waarschijnlijk onuitstaanbaar de komende paar weken, maar dat moeten jullie me maar niet kwalijk nemen.' Het merendeel van dat soort pogingen is al bij voorbaat mislukt.

Laten we ervan uitgaan dat het de roker lukt om een paar dagen niet te roken. De nicotine en teer verdwijnen snel uit zijn longen. Hij koopt geen sigaretten meer en houdt dus meer geld over. De motieven waarom hij dus in de eerste plaats besloot te stoppen, verdwijnen snel naar de achtergrond. Het is te vergelijken met het zien van een ernstig auto-ongeluk als je zelf achter het stuur zit. Een tijdje rijd je wat langzamer, maar de eerstvolgende keer dat je laat bent voor een afspraak, ben je het alweer vergeten en rijd je plankgas.

Tegelijkertijd zit het monstertje aan de andere kant van het touw te trekken omdat hij zijn 'shot' wil hebben. Er is geen lichamelijke pijn; hetzelfde gevoel bij een verkoudheid zou geen reden zijn om niet te werken of om somber te worden. Je zou het wegwuiven. Het enige dat de roker weet, is dat hij een sigaret wil, maar waaróm dat nou zo belangrijk voor hem is, weet hij niet. Het kleine monster in zijn lijf begint nu het grote monster in zijn hoofd te bewerken en de persoon, die een paar uur of een paar dagen geleden nog alle motieven op een rijtje had om op te houden, zoekt nu wanhopig naar een excuus om weer te beginnen. Hij gebruikt daar argumenten bij als:

1 Het leven is te kort. De atoombom zou kunnen vallen. Ik zou morgen onder een bus kunnen komen. Ik ben er te laat mee opgehouden. Tegenwoordig krijg je overal kanker van.
2 Ik heb het verkeerde moment gekozen. Ik had tot na Kerstmis/deze drukke periode moeten wachten.
3 Ik kan me niet concentreren. Ik raak geïrriteerd en in een slecht humeur. Ik kan niet meer goed werken. Mijn familie en vrienden zullen me niet meer aardig vinden. Goedbeschouwd is iedereen beter af als ik weer ga roken. Ik ben een verstokt roker en zonder sigaretten vind ik het leven nou eenmaal minder leuk. (Dit laatste deed het mij drieëndertig jaar lang volhouden.)

In dit stadium geeft de roker het meestal op. Hij steekt een sigaret op en de schizofrenie neemt toe. Aan de ene kant is daar de enorme opluchting dat de hunkering ophoudt omdat het kleine monster eindelijk zijn 'shot' heeft gekregen; aan de andere kant zal de sigaret, als hij het een flinke tijd heeft volgehouden, vies smaken en snapt hij niet waarom hij rookt. Om die reden denkt de roker dat hij onvoldoende wilskracht heeft. In feite is het geen gebrek aan wilskracht; het enige dat er gebeurd is, is dat hij van gedachte is veranderd en een verstandelijk besluit heeft genomen op grond van zijn laatste informatie. Wat heb je aan een goede gezondheid als je je ellendig voelt? Wat heeft het voor zin om veel geld te hebben als je je ellendig voelt? Helemaal niets. Liever een kort maar prettig leven dan een langer leven waarbij je je ellendig voelt.
Gelukkig is dit niet het geval, integendeel zelfs. Het leven als niet-roker is oneindig veel prettiger, maar door de misleiding ben ik drieëndertig jaar blijven roken. Ik moet toegeven dat als dat ellendige gevoel er wel was geweest, ik nog steeds zou roken (correctie: dan zou ik er niet meer zijn).
Het ellendige gevoel waar een roker last van heeft, heeft niets te maken met ontwenningsverschijnselen. Het brengt ze weliswaar op gang, maar de eigenlijke kwelling speelt zich af in het hoofd en wordt veroorzaakt door de twijfel en de onzekerheid. Omdat de roker er in eerste instantie van uitgaat dat hij zich opoffert, voelt hij zich misdeeld, alsof hem iets ontnomen is. Dit is een vorm van stress. Ieder moment dat zijn verstand hem influistert 'Neem nou een sigaret', ervaart hij als een moment van stress. Daarom wil hij, zodra hij gestopt is, een sigaret. Maar dat kan niet want hij is tenslotte gestopt. Dit maakt hem nog somberder en zo is de cirkel rond.
Iets anders wat het zo moeilijk maakt, is het wachten tot er iets gebeurt. Als u uw rijexamen wilt halen, heeft u, zodra het examen achter de rug is, uw doel bereikt. Bij de Wilskracht Methode zegt u tegen uzelf: als je het nou maar lang genoeg zonder sigaret kunt stellen, zal de noodzaak om te roken uiteindelijk verdwijnen.
Hoe weet u nou wanneer u uw doel hebt bereikt? Het antwoord is dat u dat nooit weet omdat u wacht tot er íets gebeurt terwijl er juist níets gebeurt. U bent gestopt nadat u uw laatste sigaret hebt gerookt en wat u in feite nu doet is kijken hoe lang het duurt voordat u het opgeeft.
Zoals ik net al zei is de kwelling die de roker ervaart psychisch, veroorzaakt door de onzekerheid.
Hoewel er geen lichamelijke pijn is, heeft die kwelling een sterk effect. De roker voelt zich ellendig en onzeker. In plaats van niet meer aan sigaretten te denken, worden ze een obsessie.

Er kunnen dagen of zelfs weken van grote somberheid volgen. Zijn gedachten worden in beslag genomen door twijfels en angsten.
'Hoe lang zal dat hunkeren naar een sigaret duren?'
'Zal ik me ooit nog prettig voelen?'
'Heb ik nog wel zin om 's morgens op te staan?'
'Zal ik nog wel van een maaltijd genieten?'
'Zal ik in het vervolg nog wel spanningen aankunnen?'
'Zal ik me nog wel amuseren als ik uitga of op feestjes ben?'

De roker zit te wachten tot alles weer beter gaat, maar omdat hij nog altijd zit te kniezen, wordt de sigaret steeds aantrekkelijker.
In feite gebeurt er wel degelijk iets, maar de roker is zich daar niet van bewust. Als hij het drie weken volhoudt om helemaal geen nicotine te inhaleren, verdwijnt het lichamelijke verlangen naar nicotine. Zoals eerder gezegd zijn de ontwenningsverschijnselen van nicotine echter zo mild dat de roker ze niet opmerkt. Maar na drie weken hebben veel rokers het gevoel dat ze eraf zijn. Om dat te bewijzen steken ze een sigaret op en dan gebeurt het. Hij smaakt afschúwelijk, maar de ex-roker heeft zijn lichaam nu weer van nicotine voorzien en zodra hij die sigaret uitmaakt, verdwijnt de nicotine uit zijn lichaam. Nu laat het kleine stemmetje achter in zijn hoofd zich weer horen: 'Je wil er nog een.' In feite was hij afgekickt, maar nu zit hij er weer aan vast.
Gewoonlijk zal de roker niet meteen weer een volgende sigaret opsteken. Hij denkt: 'Ik wil niet opnieuw verslaafd raken.' Dus laat hij een tijdje voorbijgaan. Dat kan een paar uur zijn, maar ook een paar dagen of zelfs een paar weken. De ex-roker kan nu zeggen: 'Nou, ik ben niet meer verslaafd geraakt, dus kan ik er rustig nog een nemen.' Hij zit nu in dezelfde fuik waar hij in eerste instantie ook in terecht was gekomen en nu bevindt hij zich alweer op het glibberige pad.
Rokers die het lukt om met de Wilskracht Methode op te houden, vinden het vaak een moeilijke en langdurige kwestie. Dat komt omdat het hoofdprobleem de hersenspoeling is waardoor de roker nog steeds zit te kniezen, terwijl de lichamelijke verslaving allang achter de rug is. Ten langen leste, als hij het maar lang genoeg volhoudt, begint het tot hem door te dringen dat hij het niet opgeeft. Hij stopt met kniezen en accepteert dat het leven gewoon doorgaat en ook zonder sigaretten de moeite waard is.
Veel rokers lukt het met deze methode, maar het is wel moeilijk en zwaar, met bovendien meer mislukte dan geslaagde pogingen.
Bovendien blijven degenen wie het lukt, voor de rest van hun leven

kwetsbaar. Ze lopen nog steeds met een deel van de hersenspoeling rond en denken dat sigaretten hun een opkikkertje geven bij speciale of moeilijke gelegenheden. (De meeste niet-rokers hebben trouwens ook dat idee. Ook zij zijn onderworpen aan die hersenspoeling, maar denken dat ze óf niet hebben geleerd ervan te genieten óf zien de kwalijke kanten van het roken te duidelijk: mij niet gezien!) Dit verklaart waarom menig roker die al lang geleden is gestopt, toch weer begint te roken.

Veel ex-rokers nemen bij speciale gelegenheden nog wel eens een sigaar of sigaret, als 'extra verwennerij' of om zich ervan te overtuigen hoe vies ze wel niet zijn. Dat vinden ze dan ook, maar er gebeurt ook nog iets anders. Zodra ze die sigaret uitmaken, verdwijnt de nicotine uit hun lichaam en zegt een stemmetje achter in hun hoofd: 'Je wilt er nog een.' Als ze er nog een aansteken, smaakt die nog steeds verschrikkelijk zodat ze dan zeggen: 'Fantastisch! Omdat ik ze niet lekker vind raak ik ook niet verslaafd. Na Kerstmis/de vakantie/deze ingrijpende gebeurtenis stop ik weer.'

Te laat. Ze zijn alweer verslaafd. De fuik waar ze in eerste instantie in terechtkwamen, heeft zijn slachtoffer opnieuw opgeëist.

En ik blijf zeggen, genieten heeft hier niets mee te maken. Nu niet en vroeger niet. Als we rookten omdat we ervan genoten, zou niemand meer dan één sigaret roken. We nemen aan dat we ervan genieten omdat we niet willen geloven dat we zo stom zouden zijn om te roken terwijl we er níet van genieten. Daarom roken we zo vaak onbewust. Als we bij iedere sigaret die we rookten, ons bewust zouden moeten zijn van de kwalijke dampen die in onze longen terechtkomen en we bij iedere sigaret tegen onszelf zouden moeten zeggen: 'Dit gaat je bij elkaar zo'n honderdduizend gulden kosten, en deze sigaret zou wel eens die ene kunnen zijn die kanker in gang zet', dan zou zelfs de illusie van het genieten verdwijnen.

Als we ons bewust afsluiten voor de kwalijke kanten van het roken, voelen we ons belachelijk. Maar als we de kwalijke kanten alsmaar onder ogen moeten zien, is dat ondraaglijk!

Als je naar rokers kijkt, speciaal tijdens gezellige bijeenkomsten, zie je dat ze zich alleen maar prettig voelen als ze zich er niet van bewust zijn dat ze roken. Zodra ze het beseffen voelen ze zich vaak ongemakkelijk en schuldbewust. We roken om het kleine monstertje te voeden... maar wie zijn lichaam eenmaal van het kleine monster heeft ontdaan en zijn geest van het grote, zal geen behoefte of verlangen meer hebben om te roken.

HOOFDSTUK 23

Pas op voor 'minderen'

Veel rokers nemen hun toevlucht tot minderen, hetzij als opstapje naar het definitieve stoppen hetzij als poging om het kleine monster onder controle te krijgen en veel artsen en consulenten raden minderen aan als hulpmiddel.

Natuurlijk, hoe minder u rookt hoe beter, maar als opstapje naar stoppen is het minderen fataal. Het zijn juist de pogingen tot minderen die ons ons hele leven in de fuik houden. Vaak is minderen het gevolg van een mislukte stoppoging. Na een paar uur of een paar dagen van onthouding zegt de roker tegen zichzelf zoiets als: 'De gedachte om nooit meer te roken kan ik niet aan, dus van nu af aan rook ik alleen nog maar de hele speciale sigaretten, of beperk ik me tot tien per dag. Als ik eraan gewend ben om er tien per dag te roken, dan kan ik het zo laten of misschien nog verder minderen.' Er gebeuren nu een paar vreselijke dingen:

1   De roker delft nu op alle fronten het onderspit. Hij is nog steeds verslaafd aan nicotine en houdt het monster in leven, niet alleen in zijn lichaam maar ook in zijn geest.
2   Hij zit nu de minuten af te tellen voordat hij weer kan gaan roken.
3   Voordat hij ging minderen, kon hij er een opsteken wanneer hij maar wilde en daardoor in ieder geval gedeeltelijk zijn ontwenningsverschijnselen opheffen. Nu heeft hij, behalve de dagelijkse spanningen en inspanningen, ook nog eens te maken met ontwenningsverschijnselen waar hij vaker wel dan niet last van heeft. Dus hij haalt zich ook nog eens een ellendig gevoel en een slecht humeur op de hals.
4   Toen hij zich nog geen beperkingen oplegde met het roken, genoot hij van de meeste sigaretten niet echt; vaak besefte hij niet eens dat hij rookte. Het ging automatisch. De enige waarvan hij echt dacht te genieten, waren die na een periode van onthouding (bijvoorbeeld de eerste 's ochtends, de sigaret na een maaltijd, enzovoort).

Nu hij een uur langer wacht voordat hij er weer een opsteekt, 'geniet' hij

van iedere sigaret. Hoe langer hij wacht, hoe lekkerder iedere sigaret lijkt te worden. Dat komt omdat het 'lekkere' van een sigaret niet de sigaret zelf is, maar het opheffen van de onrust die het snakken naar een sigaret veroorzaakt, of dat nou de lichte lichamelijke hunkering naar nicotine is of het psychische kniezen. Hoe langer hij lijdt, hoe 'lekkerder' de sigaret wordt.
Bij het opgeven van het roken is het hoofdprobleem niet de chemische verslaving. Die is niet zo lastig. Rokers kunnen de hele nacht zonder sigaret; ze worden er niet eens wakker van. Veel rokers roken zelfs pas als ze de slaapkamer uit zijn. Velen gaan eerst nog ontbijten of wachten zelfs tot ze op het werk zijn.
Ze kunnen tien uur zonder sigaret zonder dat ze er last van hebben. Als ze het overdag tien uur lang zonder sigaret zouden moeten stellen, zouden ze de haren uit hun hoofd trekken.
Bij het kopen van een nieuwe auto besluiten rokers vaak om er niet in te roken. Ze gaan naar de supermarkt, het theater, de dokter, het ziekenhuis, de tandarts, enzovoort, zonder dat ze buitensporig veel last hebben van het niet kunnen roken. Rokers zijn bijna blij als iets of iemand hun het roken onmogelijk maakt. Heimelijk genieten ze er zelfs van om gedurende een langere periode niet te roken. Het geeft ze de hoop dat er misschien een dag komt waarop ze helemaal niet meer willen roken. Het werkelijke probleem bij het opgeven van het roken is de hersenspoeling, de illusie dat de sigaret een soort steuntje of beloning is en dat het leven zónder nooit meer hetzelfde zal zijn. Het minderen helpt u beslist niet van het roken af, integendeel, het enige dat u ermee bereikt, is dat het u onzeker en ellendig maakt en u bovendien doet geloven dat uw volgende sigaret het kostbaarste is dat er bestaat en dat u zich niet kunt voorstellen ooit nog gelukkig te zullen zijn zonder sigaretten.
Een roker die aan het minderen is is echt aandoenlijk. Hij koestert de illusie dat hoe minder hij rookt, hoe minder de behoefte om te roken wordt. In feite is het precies andersom. Hoe minder hij rookt, hoe langer hij last heeft van ontwenningsverschijnselen; hoe meer hij van een sigaret geniet, hoe viezer hij smaakt. Maar dat weerhoudt hem er niet van om te roken. Met smaak had het nooit iets te maken. Als rokers rookten om de smaak zou niemand meer dan één sigaret roken. Gelooft u dat niet? Oké, laten we er even op doorgaan. Welke sigaret smaakt het viest? Precies, de eerste 's morgens, de sigaret die in de winter gehoest en geproest veroorzaakt. Welke sigaret koesteren bijna alle rokers het meest? Precies, de eerste 's morgens! En u gelooft werkelijk dat u die rookt omdat u van de smaak en de geur geniet? Of denkt u eerder aan de meer logische

verklaring dat die sigaret de ontwenningsverschijnselen opheft na negen uur onthouding?

Minderen werkt niet en is bovendien een vreselijke kwelling. Het werkt niet omdat er niet gebeurt wat de roker hoopt te bereiken, namelijk zich de gewoonte eigen maken om geleidelijk aan minder te roken, zodat op den duur zijn behoefte om te roken zal afnemen. Maar het is geen gewoonte. Het is een verslaving en het kenmerk van iedere verslaving is om steeds meer te willen hebben, en niet steeds minder. Om die reden zal de roker als hij gaat minderen, de rest van zijn leven wilskracht en discipline moeten opbrengen. Het voornaamste probleem bij het stoppen met roken is niet de chemische verslaving aan nicotine. Die valt gemakkelijk te overwinnen. Het is de op een vergissing berustende veronderstelling dat roken plezierig is. Deze verkeerde veronderstelling wordt in eerste instantie bewerkstelligd door de hersenspoeling die we krijgen vóórdat we beginnen met roken en die vervolgens versterkt wordt door de feitelijke verslaving. Het enige dat er met minderen gebeurt, is dat de drogredenen zozeer versterkt worden dat het roken het leven van de roker helemaal gaat beheersen en hem ervan overtuigt dat het kostbaarste dat er bestaat de volgende sigaret is.

Zoals ik al zei, minderen werkt hoe dan ook niet omdat je voor de rest van je leven wilskracht en discipline moet opbrengen. Als u al niet voldoende wilskracht had om te stoppen, dan heeft u dat helemaal niet om te minderen. Stoppen is veel gemakkelijker dan minderen, en minder ingrijpend.

Ik heb letterlijk van duizenden gevallen gehoord waarbij het minderen mislukte. Het handjevol gelukte pogingen dat ik ken, is bereikt na een relatief korte periode van minderen, gevolgd door totale onthouding, de zogenaamde 'cold turkey'. Die rokers stopten eigenlijk ondanks het minderen, niet dankzij. Het enige dat het deed, was de strijd verlengen. Een mislukte poging tot minderen maakt van de roker een mentaal wrak, omdat hij er nog meer van overtuigd raakt dat hij voor het leven verslaafd is. Gewoonlijk zal hij na zo'n ervaring weer vijf jaar blijven roken voordat hij de volgende poging onderneemt.

Minderen helpt echter wel om in te zien hoe volslagen nutteloos die hele rookgewoonte is, omdat het zo duidelijk illustreert dat een sigaret alleen maar lekker is na een periode van onthouding. Je moet met je hoofd tegen een stenen muur bonken (vergelijk: last hebben van ontwenningsverschijnselen) om het prettig te kunnen vinden daarmee op te houden. De keuze is dus:

1 Minderen voor de rest van uw leven. Dit is een zelfgekozen kwelling die u bovendien niet volhoudt.
2 Uzelf gaandeweg steeds verder verstikken. Waarom zou u?
3 Aardig zijn voor uzelf. Geef het op.

Iets heel belangrijks wat door het minderen zichtbaar wordt, is dat 'die ene sigaret' of de 'sigaret bij speciale gelegenheden' niet bestaat. Roken is een kettingreactie die de rest van uw leven voortduurt, tenzij u zich positief inzet om die te verbreken.
ONTHOUD GOED: MINDEREN IS SLOPEND!

HOOFDSTUK 24

Eén sigaretje

'Eén sigaretje' is een fabeltje en moet u uit uw hoofd zetten.
Het is nou juist dat ene sigaretje waardoor we er in de eerste plaats mee begonnen. Het is nou precies die ene sigaret die ons even over iets moeilijks heen moet helpen, of die ene omdat het een hele speciale gelegenheid is, waardoor onze stoppogingen zo vaak mislukken.
Het is nou juist die ene sigaret die, nadat een roker erin is geslaagd om met zijn verslaving te kappen, hem weer in de val doet lopen. Soms alleen maar om zichzelf te bewijzen dat hij ze niet meer nodig heeft, maar die ene sigaret doet het hem net. Hij smaakt vreselijk en overtuigt de roker ervan dat hij nooit meer verslaafd raakt, maar dan is hij het alweer.
Het is de gedachte aan die ene speciale sigaret – bijvoorbeeld de eerste 's morgens of de sigaret na een maaltijd – die rokers ervan weerhoudt om te stoppen.
Besef goed, voor eens en altijd, dat zoiets als 'die ene sigaret' niet bestaat. Het is een kettingreactie die uw verdere leven voortduurt tenzij u haar verbreekt.
Het is het fabeltje over die ene, hele speciale sigaret waardoor rokers blijven kniezen als ze stoppen. Laat de gedachte aan die ene sigaret of dat ene pakje los – het is een fantasie. Als u aan roken denkt, probeer dan het geheel te zien, een leven lang van viezigheid en ellende, waaraan u een vermogen spendeert, alleen maar om uzelf zowel psychisch als lichamelijk te gronde te kunnen richten, een leven lang van verslaving en naar rook stinkende adem.
Het is best jammer dat er niet iets dergelijks als een sigaret bestaat, iets wat we op vrolijke of moeilijke momenten kunnen nemen, als opkikkertje of pleziertje. Maar laat het duidelijk zijn: met de sigaret lukt dat niet. U zit er of uw hele leven aan vast, of helemaal niet. Het zou niet in u opkomen om cyanide in te nemen omdat u zo van de smaak van amandelen houdt. Hou dus op uzelf te straffen met de gedachte aan de sigaret of sigaar 'voor speciale gelegenheden'.
Vraag een roker of hij, als hij de mogelijkheid zou hebben om terug te

gaan naar de tijd voordat hij verslaafd raakte, zou gaan roken. Het antwoord is onvermijdelijk: 'Hou je me soms voor de gek?', en toch kan iedere roker daar iedere dag voor kiezen. Waarom doet hij dat dan niet? Het antwoord is: uit angst. Uit angst dat hij niet kan ophouden of dat het leven zonder sigaretten nooit meer hetzelfde zal zijn.
Schei uit met het uzelf voor de gek houden. U kunt het. Iedereen kan het. Het is onvoorstelbaar eenvoudig.
Om het gemakkelijk te maken om met roken te stoppen moet u een paar basisregels duidelijk voor ogen houden. Tot nu toe hebben we er drie besproken:

1 Er valt niets op te geven. Er zijn echt alleen maar winstpunten.
2 Laat de gedachte aan 'die ene sigaret' los. Die bestaat niet. Die ene sigaret betekent een leven van viezigheid en lichamelijke aandoeningen.
3 U bent niet anders dan anderen. Voor iedere roker is het gemakkelijk om te stoppen.

HOOFDSTUK 25

Gelegenheidsrokers, tieners, niet-rokers

Zware rokers benijden vaak de gelegenheidsrokers. Dat is niet nodig. Merkwaardig genoeg is de gelegenheidsroker namelijk verslaafder en er beroerder aan toe dan de zware roker. Hij is weliswaar minder kwetsbaar wat gezondheidsrisico's betreft en hij geeft minder geld uit dan de zware roker, maar voor het overige is hij veel slechter af.
Weet u nog, geen enkele roker geniet eigenlijk van sigaretten. Hij geniet alleen maar van het opheffen van de ontwenningsverschijnselen. Het wezenlijke kenmerk van iedere drug is dat deze ontwenningsverschijnselen opheft. Om die reden zal iedere roker de neiging hebben om kettingroker te worden.
Er zijn drie hoofdredenen die een roker ervan weerhouden om een kettingroker te worden.

1   GELD. De meesten kunnen het zich niet permitteren.
2   GEZONDHEID. Om onze ontwenningsverschijnselen op te heffen, moeten we een giftig produkt innemen. Het vermogen om dat vergif te verdragen varieert per persoon en per periode in zijn leven. Dit werkt als een natuurlijke afremmer.
3   DISCIPLINE. Deze wordt opgelegd door de samenleving, de werkomgeving, vrienden en familieleden of door de roker zelf als een gevolg van de tweestrijd die zich in het hoofd van iedere roker afspeelt.

Op dit punt is het misschien goed even een paar begrippen te definiëren.

DE NIET-ROKER. Iemand die nooit in de fuik terecht is gekomen, maar zich daar niet te hard voor op de borst zou moeten slaan. Hij heeft gewoon geluk gehad. Iedere roker was ervan overtuigd dat hij nooit verslaafd zou raken. Bovendien zijn er niet-rokers die van tijd tot tijd een gelegenheidssigaretje proberen.

DE ONREGELMATIGE ROKER. Deze categorie is in te delen in twee basisgroepen:

1 De roker die in de fuik terecht is gekomen maar het zich niet realiseert. Benijd zulke rokers niet. Ze staan al min of meer op de eerste sport van de ladder en zullen waarschijnlijk binnen niet al te lange tijd stevige rokers zijn. Per slot van rekening bent u ook als onregelmatige roker begonnen.
2 De roker die voordien een stevige roker was en denkt niet te kunnen stoppen. Deze rokers zijn het meelijwekkendst van allemaal. Deze groep is weer onder te verdelen in verschillende categorieën, die elk weer een apart commentaar behoeven.

DE 'VIJF PER DAG'-ROKER. Als hij een sigaret lekker vindt, waarom rookt hij er dan maar vijf per dag? Als hij het net zo goed kan laten, waarom rookt hij dan eigenlijk? Weet u nog, de werkelijke reden is te vergelijken met het bonken van je hoofd tegen een stenen muur om de opluchting te kunnen voelen als je daarmee ophoudt. De 'vijf per dag'-roker heft voor minder dan een uur per dag zijn ontwenningsverschijnselen op. De rest van de dag slaat hij – hoewel hij zich dat niet realiseert – zijn hoofd tegen de muur en dat blijft hij waarschijnlijk het grootste deel van zijn leven doen. Hij rookt er maar vijf per dag óf omdat hij het zich anders niet kan permitteren óf omdat hij zich zorgen maakt om de gezondheidsrisico's. Het is niet moeilijk om de stevige roker ervan te overtuigen dat hij er niet van geniet, maar probeer een onregelmatige roker maar eens te overtuigen. En dat terwijl iedereen die weleens een poging tot minderen heeft ondernomen, weet dat er geen grotere kwelling bestaat en dat het je bovendien bijna gegarandeerd voor de rest van je leven verslaafd houdt.

DE 'ALLEEN MAAR 'S OCHTENDS OF 'S AVONDS'-ROKER. Hij straft zichzelf door de ene helft van de dag last te hebben van ontwenningsverschijnselen om ze de andere helft van de dag te kunnen opheffen. Vraag ook hem waarom hij, als hij een sigaret lekker vindt, niet de hele dag rookt of, als hij het niet lekker vindt, waarom hij eigenlijk al die moeite doet.

DE 'ZES MAANDEN WEL, ZES MAANDEN NIET'-ROKER. (Ofte wel: 'Ik kan stoppen wanneer ik maar wil. Dat heb ik tenslotte al honderden keren gedaan.') Als hij roken lekker vindt, waarom houdt hij er dan zes maanden mee op? Als hij het niet lekker vindt, waarom begint hij dan weer? De waarheid is dat hij nog steeds verslaafd is. Hoewel hij zich ontdoet van de lichamelijke verslaving blijft hij zitten met het hoofdprobleem – de hersenspoeling. Iedere keer als hij stopt hoopt hij dat het definitief is maar dan loopt hij weer in de val. Veel rokers benijden deze stoppers en beginners. Ze denken: 'Wat heerlijk om het zo te kunnen beheersen, om te kunnen roken en weer op te houden wanneer je zelf wilt.' Wat ze niet zien is dat deze stoppers en beginners het helemaal niet beheersen. Als ze rokers zijn zouden ze willen dat ze het niet waren. Als ze weer door het hele gedoe van stoppen zijn gegaan, krijgen ze het gevoel dat ze zich iets ontzeggen en lopen weer in de val terwijl ze zouden willen dat dat niet zo was. Zij delven op alle fronten het onderspit. In de periode dat ze roken, zouden ze willen dat ze het niet deden; in de periode dat ze niet roken, zouden ze willen roken. Als je er goed over nadenkt, geldt dit trouwens voor iedere roker. Als we mogen roken vinden we dat óf vanzelfsprekend óf we zouden willen dat we het niet deden. Pas als we geen sigaretten kunnen roken, worden ze zo kostbaar. Dit is het vreselijke dilemma van alle rokers. Ze verliezen altijd omdat ze treuren over een fabeltje, een illusie. Er is één manier voor hen om het te winnen, namelijk om met roken op te houden, en met kniezen.

DE 'IK ROOK SLECHTS BIJ SPECIALE GELEGENHEDEN'-ROKER.
Ja, aanvankelijk doen we dat allemaal, maar is het niet verbazingwekkend hoe snel dat aantal toeneemt? En blijken we niet voordat we het weten, bij alle gelegenheden te roken?

DE 'IK BEN GESTOPT MAAR ROOK AF EN TOE NOG EEN SIGAAR/SIGARET'-ROKER. In zekere zin zijn zulke rokers het meelijwekkendst. Ze gaan door het leven óf in de veronderstelling dat ze zich iets moeten ontzeggen óf, wat vaker voorkomt, de 'af en toe'-sigaar wordt 'af en toe twee' sigaren. Zij blijven op het glibberige pad en dat loopt maar één kant op: NAAR BENEDEN. Vroeg of laat worden het weer stevige rokers en zitten ze weer in precies dezelfde val.

Dan zijn er nog twee andere categorieën onregelmatige rokers. Dat zijn ten eerste de rokers die alleen maar een sigaret of sigaar roken bij sociale gelegenheden. Ze genieten er niet van maar zo hebben ze het gevoel dat ze meetellen. Ze willen erbij horen. Zo begonnen we allemaal. Let maar op, de volgende keer dat de sigaren rondgaan, steken de rokers na een tijdje die sigaren niet meer aan. Zelfs zware sigarettenrokers staan de popelen om hem uit te maken. Ze willen veel liever hun eigen merk roken. Hoe duurder en groter de sigaar, hoe frustrerender het is – het lijkt wel of dat pokkeding nooit op komt.

De tweede categorie is uiterst zeldzaam. Van de vele duizenden die mijn hulp inriepen, behoorden er maar een stuk of tien tot die categorie. Ik kan dat type het best beschrijven aan de hand van een recent voorbeeld. Ik werd opgebeld door een vrouw die om een privé-sessie vroeg. Ze was advocate, rookte sinds ongeveer twaalf jaar precies twee sigaretten per dag, nooit eentje meer of eentje minder. Het bleek mentaal een sterke vrouw. Ik legde haar uit dat de kans van slagen in groepsbijeenkomsten groter was dan bij individuele sessies en dat ik als regel alleen individuele sessies deed bij bijvoorbeeld bekende persoonlijkheden omdat zoiets in groepen de aandacht te veel afleidt. Ze begon te huilen en ik zwichtte.

De sessie kostte haar veel geld, en dat terwijl de meeste rokers zich zouden afvragen waarom zij eigenlijk wilde stoppen. Ze zouden het bedrag dat ik die advocate in rekening had gebracht, er graag voor over hebben om twee sigaretten per dag te kunnen blijven roken. Men gaat er daarbij ten onrechte van uit dat gelegenheidsrokers beter af zijn en het proces beter beheersen. Ze beheersen het misschien wel, maar ze zijn niet gelukkiger. In het geval van deze vrouw was het zo dat haar beide ouders aan longkanker waren overleden voordat zij verslaafd raakte. Net als ik was ze, voordat ze haar eerste sigaret rookte, doodsbang om te roken. Net als ik werd ze uiteindelijk het slachtoffer van de enorme druk van haar omgeving, en probeerde die eerste sigaret. Net als ik herinnerde ze zich de vieze smaak. Anders dan ik die mij overgaf en binnen de kortste keren een kettingroker werd, bleef ze zich verzetten tegen verder afglijden.

Het enige prettige van het roken van een sigaret is dat het hunkeren ophoudt, of dat nu om de nauwelijks merkbare lichamelijke hunkering naar nicotine gaat of om de mentale kwelling – je hebt jeuk maar je mag niet krabben. Sigaretten zelf zijn vies en vergiftig. Daarom lijkt het alleen maar heerlijk na een periode van onthouding. Net als bij honger of dorst, hoe langer het duurt, hoe groter het genot als eindelijk de honger gestild of de dorst gelest wordt.

Rokers denken ten onrechte dat roken slechts een gewoonte is. Ze denken: 'Als ik het maar tot een zeker niveau kan beperken of alleen maar rook bij bijzondere gelegenheden, zullen mijn lichaam en mijn geest er wel vrede mee hebben.' Laat het voor eens en voor altijd duidelijk zijn: het is geen 'gewoonte'. Roken is drugverslaving. Het wezenlijke kenmerk van een verslaving is het opheffen van ontwenningsverschijnselen, niet het verdragen ervan. Zelfs om op het niveau te blijven waar u nu op zit, zult u de rest van uw leven wilskracht en discipline moeten opbrengen. Uw lichaam wordt langzamerhand immuun voor de drug en zal

daarom steeds meer willen, niet steeds minder. Naarmate de drug u psychisch en lichamelijk begint te ondermijnen – langzaam maar zeker wordt uw zenuwstelsel aangetast, alsmede uw moed en zelfvertrouwen –, zal het u meer moeite kosten om de periode tussen twee sigaretten niet steeds kleiner te laten worden. Daarom konden we vroeger nog wel zomaar ophouden. Als we verkouden werden, stopten we gewoon. Het verklaart ook waarom iemand zoals ik, die zelfs nooit de illusie had ervan te genieten, een kettingroker bleef ondanks het feit dat iedere sigaret een soort lichamelijke kwelling was geworden.
Die vrouw was niet te benijden. Als je maar eens per twaalf uur een sigaret rookt, dan wordt dat iets heel kostbaars. Twaalf jaar lang had het arme mens in een heftige tweestrijd gezeten. Ze had er niet mee kunnen ophouden, maar was ook doodsbang om méér te gaan roken uit angst voor de longkanker waar haar ouders aan waren overleden. Maar al die tijd had ze, dag in dag uit, meer dan drieëntwintig uur per etmaal de verleiding moeten weerstaan. Om dat te kunnen, heeft iemand een behoorlijke wilskracht nodig, en, zoals ik al zei, die gevallen komen niet vaak voor. Maar het deed haar uiteindelijk in tranen uitbarsten. Bekijk het eens vanuit een logisch standpunt: óf het roken geeft je echt iets, een steuntje of genot, of helemaal niets. Als dat wel zo is, wie wil er dan een uur wachten, of een dag, of een week? Waarom zou je jezelf dat steuntje of dat genot in de tussentijd ontzeggen? Als het je geen steuntje geeft en geen genot, waarom doe je dan eigenlijk de moeite om te roken?
Ik herinner me nog een ander geval, van een 'vijf per dag'-man. Hij begon het telefoongesprek met een hese stem: 'Mijnheer Carr, voordat ik doodga wil ik gestopt zijn met roken.' Deze man omschreef zijn leven als volgt:
'Ik ben nu eenenzestig jaar. Ik heb door het roken keelkanker gekregen. Lichamelijk kan ik slechts vijf shagjes per dag aan.
Ik heb altijd heel goed en heel vast geslapen. Nu word ik 's nachts ieder uur wakker en ik kan dan alleen maar aan sigaretten denken. Zelfs als ik slaap droom ik over roken.
Mijn eerste sigaret kan ik pas om tien uur 's morgens roken. Ik sta om vijf uur 's ochtends op en drink dan heel veel thee. Mijn vrouw staat om acht uur op en omdat ik zo'n slecht humeur heb, wil ze me niet in huis hebben. Dus dan ga ik naar de plantenkas in de tuin en probeer daar wat rond te scharrelen, maar de sigaretten zijn een obsessie voor me. Om negen uur begin ik m'n eerste shagje te draaien en ik zorg dat het een prachtexemplaar wordt. Niet dat ik zo'n perfectionist ben, maar dan heb ik tenminste iets om handen. Vervolgens wacht ik tot tien uur. Als het zover is begin-

nen mijn handen ontzettend te trillen. Ik steek hem dan nog niet aan, want anders moet ik drie uur wachten tot de volgende sigaret. Als ik hem uiteindelijk aansteek, neem ik een trekje en maak hem meteen weer uit. Dat herhaal ik steeds zodat ik op die manier wel een uur over die sigaret doe. Ik rook hem zover op tot ik bijna mijn vingers brand en wacht dan vervolgens op de volgende.'
Bovendien had deze man ook nog eens brandplekjes over zijn hele lippen omdat hij ze zo ver oprookte.
Nu ziet u waarschijnlijk een meelijwekkende, miezerige figuur voor u. Nee dus. Deze man had een lengte van meer dan één meter tachtig en was ex-sergeant bij de marine. Hij was oud-atleet en niet van plan te gaan roken. Ten tijde van de Tweede Wereldoorlog echter was men ervan overtuigd dat sigaretten je moed en vertrouwen gaven en kregen militairen gratis tabaksrantsoenen. In feite werd deze man opgedragen om te gaan roken. Daar heeft hij de rest van zijn leven voor moeten bloeden, terwijl het hem zowel geestelijk als lichamelijk heeft geruïneerd. Als het een dier was geweest, zou de samenleving hem uit zijn lijden verlost hebben, maar wij staan nog steeds toe dat geestelijk en lichamelijk gezonde tieners verslaafd raken.
U denkt misschien dat het hierboven beschreven geval overdreven is. Het is extreem maar niet uniek. Er zijn letterlijk duizenden min of meer identieke gevallen. Deze man stortte zijn hart bij mij uit, maar geloof maar dat veel van zijn vrienden en bekenden hem benijdden omdat hij er maar vijf per dag rookte. U denkt misschien dat dit u niet zal gebeuren.
HOUD UZELF NIET LANGER VOOR DE GEK.

HET GEBEURT AL.

Rokers zijn hoe dan ook notoire leugenaars, zelfs tegenover zichzelf. Ze moeten ook wel. De meeste onregelmatige rokers roken veel meer en bij veel meer gelegenheden dan ze willen toegeven. Ik heb heel wat gesprekken gehad met zogenaamde 'vijf per dag'-rokers waarbij ze er alleen al tijdens dat gesprek meer dan vijf rookten. Observeer gelegenheidsrokers maar eens tijdens sociale gebeurtenissen, zoals een bruiloft of een feest. Ze kunnen kettingroken als geen ander.
U hoeft niet jaloers te zijn op gelegenheidsrokers. U hoeft helemaal niet te roken. Het leven is zo oneindig veel prettiger zonder sigaretten.
Tieners zijn er over het algemeen moeilijker van af te helpen, niet omdat ze het zo moeilijk vinden om te stoppen maar óf omdat ze niet geloven dat ze verslaafd zijn óf omdat ze in de eerste fase van het roken zitten en

ten onrechte denken dat ze, voordat ze in de tweede fase belanden, allang gestopt zijn.

Ik zou speciaal de ouders van díe kinderen willen waarschuwen die roken afschuwelijk vinden, dat ze er niet zonder meer van uitgaan dat hun kinderen er dus niet aan beginnen. Alle kinderen walgen van de geur en de smaak van tabak totdat ze zelf verslaafd zijn. Dat gold indertijd ook voor u. Laat u ook niet ten onrechte geruststellen door de ontmoedigingscampagnes van de overheid. De valkuil is nog steeds dezelfde. Kinderen wéten dat sigaretten erg ongezond zijn, maar ze weten ook dat je van ééntje niet doodgaat. Op een gegeven moment worden ze misschien beïnvloed door een vriendje of vriendinnetje, een schoolkameraad of een collega. U denkt misschien dat zodra ze er ééntje proberen, ze die zo vies vinden dat ze ervan overtuigd zijn dat ze nooit verslaafd zullen raken. *Waarschuw uw kinderen voor de keiharde feiten!*

HOOFDSTUK 26

De heimelijke roker

De heimelijke roker kan bij de categorie 'onregelmatige rokers' ingedeeld worden, maar de gevolgen van heimelijk roken zijn zo verraderlijk dat het een apart hoofdstuk verdient. Het kan persoonlijke relaties kapotmaken. In mijn geval leidde het bijna tot echtscheiding.
Ik was drie weken bezig met één van mijn – naar later bleek – mislukte stoppogingen. De aanleiding van die poging was de bezorgdheid van mijn vrouw over mijn voortdurend hoesten en mijn gehijg en gepiep. Ik zei haar dat ik me daar zelf geen zorgen over maakte. Ze reageerde met: 'Dat weet ik wel, maar hoe zou jij je eigenlijk voelen als iemand van wie je houdt, zich stelselmatig te gronde richt?' Ik vond dat een steekhoudend argument en besloot te stoppen. De poging werd gestaakt na een pittige ruzie met een oude vriend van me. Pas jaren later realiseerde ik me dat ik zelf, op sluwe wijze, die ruzie veroorzaakt had. Ik voelde me diep gekwetst op dat moment, maar ik denk niet dat het toevallig was dat het gebeurde, aangezien ik nooit eerder, en sindsdien ook nooit meer, ruzie heb gehad met deze vriend. Het was duidelijk het werk van het kleine monster. Hoe dan ook, ik had het voor elkaar. Ik was wanhopig op zoek naar een excuus om een sigaret op te kunnen steken en begon weer te roken.
Ik zag er zo tegenop om mijn vrouw teleur te stellen dat ik het haar niet vertelde. Ik rookte uitsluitend als ik alleen was. Na verloop van tijd ging ik ook wel in het bijzijn van vrienden roken zodat op een gegeven moment iedereen wist dat ik rookte behalve mijn vrouw. Ik was indertijd niet eens ontevreden met die situatie, omdat het mijn sigarettenconsumptie in ieder geval beperkte. Het bleek echter dat ze me uiteindelijk doorhad. Ik had me dat niet gerealiseerd, maar ze beschreef de vele keren dat ik het huis uit rende na een ruzie te hebben veroorzaakt, of dat ik iets onbenulligs ging kopen en vervolgens twee uur weg bleef. Ook deden zich situaties voor waarbij ik haar normaal gesproken voorgesteld zou hebben om mee te gaan, maar nu alle mogelijke redenen van stal haalde om alleen te gaan.

De kloof tussen rokers en niet-rokers wordt steeds groter en er zijn letterlijk duizenden gevallen waarbij het gezelschap van vrienden of familie wordt beperkt of zelfs vermeden, louter en alleen door die vermaledijde tabak. Het ergste van dat heimelijke roken is dat bij de roker de denkfout dat hem iets ontnomen is, nog eens bekrachtigd wordt. Ook het zelfrespect krijgt een knauw; een anders volstrekt integer en eerlijk iemand manoeuvreert zichzelf in de situatie dat hij familie en vrienden bedriegt. Waarschijnlijk overkwam dit u ook weleens in een of andere vorm. Of misschien nog steeds...

HOOFDSTUK 27

Een sociale gewoonte?

Het feit dat er in Nederland sinds de jaren zeventig vele honderdduizenden mensen met roken zijn opgehouden, moet voornamelijk toegeschreven worden aan veranderingen in de maatschappij.
Ja, ik weet het: de voornaamste reden zou gezondheid moeten zijn, direct gevolgd door geld, maar die redenen waren er altijd al.
Eigenlijk hebben we die schrikbeelden over kanker helemaal niet nodig om te weten dat sigaretten ons leven ruïneren. Ons lichaam behoort tot de hoogst ontwikkelde soort van deze planeet en iedere roker weet meteen, vanaf het allereerste trekje, dat sigaretten giftig zijn.
De enige reden waarom we verwikkeld raken in het roken, is de sociale druk van vrienden en kennissen. Het enige verdedigbare pluspunt dat roken ooit heeft gehad, is dat het op een gegeven moment een volledig geaccepteerde sociale gewoonte was.
Tegenwoordig wordt roken, zelfs door rokers, als een asociale gewoonte beschouwd.
Vroeger was het zo dat een 'echte' man rookte. Als je niet rookte, werd je als een zacht eitje beschouwd en iedereen deed veel moeite om verslaafd te raken. In ieder café of in elke bar was het merendeel van de mannen druk bezig met het inhaleren en weer uitblazen van sigaretterook. Het zag er altijd blauw van de rook en alle lichte plafonds werden binnen de kortste keren geel of bruin.
Tegenwoordig is het precies andersom. De man van tegenwoordig heeft geen sigaretten nodig. De man van tegenwoordig is niet afhankelijk van een drug. Als gevolg van deze sociale verandering is er geen roker meer die niet ooit met de gedachte heeft gespeeld om te stoppen. De rokers van tegenwoordig worden over het algemeen als zwakke figuren gezien.
Wat me het meeste is opgevallen sinds ik in 1985 de eerste editie van dit boek schreef, is de toenemende nadruk op het asociale aspect van het roken. De tijden dat de sigaret het symbool was van de modebewuste vrouw of de stoere kerel, zijn voorgoed voorbij. Iedereen weet zo langzamerhand dat de enige reden waarom iemand blijft roken, is omdat het

niet gelukt is om te stoppen of omdat de angst te groot is om het te proberen. Naarmate de roker vaker aan de schandpaal wordt genageld door rookverboden op kantoren, rookvrije zones in cafés en restaurants, aanvallen van intolerante ex-rokers, worden de gedragingen van rokers duidelijker dan ooit. Sinds kort zie ik weer iets wat ik mij nog herinner van toen ik klein was en wat ik sindsdien niet meer heb gezien, namelijk rokers die in hun hand of in hun zak de as aftikken, omdat ze het te gênant vinden om om een asbak te vragen. Een jaar of wat geleden zat ik op kerstavond in een restaurant. Het was middernacht en iedereen hield even op met eten. Op het moment waarop normaliter de sigaren en sigaretten te voorschijn zouden komen, zag ik nu niemand roken. 'Aha,' dacht ik, niet zonder enige ijdelheid, 'mijn werk begint eindelijk vruchten af te werpen.' Toch vond ik het vreemd en ik vroeg me af of het restaurant inmiddels misschien totaal rookvrij was geworden, want ik kon me niet voorstellen dat er niet één roker zou zijn. En jawel hoor, ten slotte stak iemand in de hoek een sigaret op en het leek wel alsof er overal kaarsen werden aangestoken. Al die andere rokers hadden zitten wachten en zich afgevraagd: 'Ik zal hier toch zeker niet de enige roker zijn?' Velen roken niet meer tussen de gangen door omdat ze zich er zo bewust van zijn. Als ze er een opsteken, verontschuldigen ze zich tegenover hun tafelgenoten en kijken dan ook nog vaak enigszins schichtig om zich heen, bang voor kritiek uit onverwachte hoek. Naarmate steeds meer rokers het zinkende schip verlaten worden de overblijvers steeds bevreesder dat zij de laatste zullen zijn.
ZORG DAT U DAT NIET BENT!

HOOFDSTUK 28

Timing

Afgezien van het overduidelijke gegeven dat het tijd wordt om te stoppen omdat het niet goed voor u is, vind ik een juiste timing erg belangrijk. De samenleving beschouwt het roken een beetje minachtend als een enigszins onaangename gewoonte die je gezondheid kan schaden. Zo is het niet. Het is drugverslaving, een ziekte die in onze westerse samenleving doodsoorzaak nummer één is. Het verslaafd raken aan die afschuwelijke tabak, is vaak het ergste wat een roker in zijn leven overkomt. Als hij verslaafd blijft, gebeuren er afgrijselijke dingen. Timing is belangrijk om uzelf het recht te gunnen op een adequate genezing.
Stel om te beginnen vast op welke momenten of bij welke gelegenheden roken belangrijk voor u lijkt te zijn. Als u een zakenman bent en rookt omdat u denkt dat het stress vermindert, kies dan een relatief rustige periode; uw vakantie zou in dat geval een goed moment kunnen zijn. Als u iemand bent die voornamelijk rookt in tijden van verveling of ontspanning, doe dan juist het tegenovergestelde. Neem het in ieder geval heel serieus en zie die poging als het belangrijkste waar u op dat moment mee bezig bent.
Tracht een periode van zo'n drie weken te overzien en probeer daarin vooruit te lopen op alle situaties die tot mislukken zouden kunnen leiden. Gelegenheden zoals een bruiloft of Kerstmis hoeven geen beletsel te zijn, mits u daarop vooruitloopt en u niet het gevoel heeft dat u iets wordt afgenomen. Ga ondertussen niet proberen te minderen, aangezien dat alleen maar de illusie schept dat de sigaret lekker is. In feite helpt het om juist nu zoveel mogelijk sigaretten te roken. Terwijl u die laatste sigaret rookt, weest u zich bewust van de vieze lucht en de nare smaak en bedenkt u hoe fantastisch het zal zijn als u van uzelf mag ophouden.
WAT U OOK DOET, TRAP ER NIET IN DOOR NU TE ZEGGEN: 'NIET NU MAAR LATER', ZODAT U ALLES WEER UIT UW HOOFD ZET. MAAK EEN TIJDSCHEMA EN VERHEUG U EROP. Onthoud goed dat u niets opgeeft. Integendeel, u staat op het punt om een grote winst te boeken.

Ik zeg al jaren dat ik meer dan wie dan ook het geheim van het roken doorgrond. Het gaat hierom: hoewel iedere roker louter en alleen rookt om de chemische hunkering naar nicotine op te heffen, is het niet de nicotineverslaving zelf die de roker in de greep houdt, maar de hersenspoeling die daar een gevolg van is. Een intelligent iemand valt op te lichten. Maar alleen een stommeling laat zich nog oplichten nadat hij doorheeft dat hij opgelicht wordt. Gelukkig zijn rokers over het algemeen geen stommelingen; ze denken alleen maar dat ze dat zijn. Iedere individuele roker heeft zo zijn eigen particuliere hersenspoeling. Daarom lijken er zoveel verschillende typen rokers te bestaan, wat het raadsel alleen nog maar groter maakt.

Er zijn inmiddels vijf jaar verstreken sinds de eerste verschijning van het boek, vijf jaar waarin ik iedere dag weer wat nieuws over het roken leerde. Ik was aangenaam verrast te merken dat de indertijd door mij geopperde filosofie nog steeds van kracht blijkt te zijn. Het in de loop der jaren gegroeide inzicht stelt me steeds beter in staat om de boodschap bij iedere individuele roker over te brengen. Het feit dat ik weet dat het voor iedere roker makkelijk is om te stoppen en dat hij er ook nog van kan genieten, is volslagen nutteloos en bovendien uitermate frustrerend tenzij ik in staat ben om het de roker te doen beseffen.

Meer dan eens zei iemand: 'U zegt dat je met roken door moet gaan totdat je het boek helemaal uit hebt, maar daardoor heb je de neiging er jaren over te doen of het misschien wel nooit uit te lezen. Volgens mij zou u die instructie moeten veranderen.' Dat klinkt logisch, maar ik weet dat als ik de instructie zou geven om nu meteen op te houden, sommige rokers niet eens aan het boek zouden beginnen.

In de beginperiode kwam er eens een roker bij me die zei: 'Ik neem het mezelf enorm kwalijk dat ik uw hulp moet inroepen. Ik weet dat ik mentaal sterk ben. Ik heb mijzelf altijd behoorlijk in de hand. Ik begrijp dan ook niet waarom het in dit geval anderen kennelijk wel lukt om de wilskracht op te brengen, terwijl ik uw hulp nodig heb.' En hij ging verder: 'Ik denk dat het me wel zonder hulp zou lukken als ik maar tijdens die periode kon blijven roken.'

Dit klinkt misschien tegenstrijdig maar ik begrijp wat hij bedoelde. We zien het stoppen met roken als iets wat moeilijk is. Wat hebben we nodig als we iets moeilijks moeten doen? Precies, ons makkertje. Dus lijkt het stoppen met roken een dubbele ramp. Niet alleen staan we voor een moeilijke taak die echt niet mis is, maar die moeten we ook nog volbrengen zonder het ruggesteuntje waar we normaal gesproken in dat soort situaties op kunnen terugvallen.

Pas lang nadat die man bij me geweest was drong het tot me door dat mijn instructie om te blijven roken een van de mooiste onderdelen van mijn methode is. Zo kun je tijdens het stopproces blijven roken.
Je ontdoet je eerst van alle twijfels en angsten en als je die laatste sigaret uitmaakt, ben je al een niet-roker en geniet je van het feit dat je dat bent.
Het enige hoofdstuk dat mij aanleiding gaf mijn oorspronkelijke advies te heroverwegen, was het hoofdstuk over de juiste timing.
Zoëven gaf ik u het advies om, als de speciale gelegenheden waarbij u denkt niet zonder sigaretten te kunnen bijvoorbeeld stresssituaties op uw werk zijn, dan een vakantie uit te kiezen om een stoppoging te ondernemen, en andersom. In feite is dat niet de makkelijkste manier. De makkelijkste manier is om een situatie te kiezen die u als een moeilijk moment beschouwt, of dat nou stress is, uitgaan, concentratie of verveling. Als u eenmaal bewezen heeft dat u het in de moeilijkste situatie aankunt, en daar ook nog van kunt genieten, dan wordt iedere andere situatie gemakkelijk. Maar als ik dit als een strakke instructie zou geven, zou u er dan ooit aan beginnen?
Ik zal een vergelijking geven. Mijn vrouw en ik gaan vaak samen zwemmen. We komen tegelijkertijd bij het zwembad aan maar we zwemmen bijna nooit samen. Dat komt omdat zij één teen in het water stopt en pas een half uur later daadwerkelijk gaat zwemmen. Ik kan niet tegen zo'n langzame marteling. Ik weet van tevoren dat ik, hoe koud het water ook is, het vroeg of laat zal moeten trotseren. Dus heb ik mijzelf aangewend het op de gemakkelijke manier te doen, namelijk door er meteen in te duiken. Welnu, stel dat ik in de positie zou zijn om haar af te dwingen dat, als ze er niet meteen indook, ze niet zou mogen zwemmen, dan weet ik dat ze helemaal niet zou zwemmen. U begrijpt het probleem.
Door de feedback is het me duidelijk geworden dat veel rokers mijn oorspronkelijke advies over timing hebben gebruikt om de zogenaamde 'kwade dag' alsmaar uit te stellen. Mijn volgende idee was om de techniek te gebruiken die ik gebruikte in het hoofdstuk over de voordelen van het roken. Zoiets als: timing is erg belangrijk en in het volgende hoofdstuk leest u wat voor u het beste moment is om te stoppen. Bij het omslaan van de bladzij zou daar in grote letters staan: NU. In feite is dat het beste advies, maar het is de vraag of u het zou overnemen.
Dit is het meest geraffineerde aspect van de hele rookfuik. Als we in een echte stressperiode zitten, is het niet het júiste moment om te stoppen en als we niet in een stressperiode zitten, zien we de nóódzaak niet in om te stoppen.
Stel uzelf eens de volgende vragen.

Toen u die allereerste sigaret rookte besloot u toen werkelijk om de rest van uw leven te blijven roken, de hele dag, iedere dag, zonder ooit te kunnen ophouden?

NATUURLIJK DEED U DAT NIET!

Gaat u er de rest van uw leven mee door, de hele dag, iedere dag, zonder ooit te kunnen ophouden?

NATUURLIJK DOET U DAT NIET!

Dus, wanneer houdt u op? Morgen? Volgend jaar? Het jaar daarna? Is dit niet precies de vraag die u, vanaf het moment dat u besefte dat u eraan verslaafd was, zichzelf steeds stelt? Hoopt u dat u op een ochtend wakker wordt en gewoon niet meer wilt roken? Houd uzelf niet langer voor de gek. Ik heb daar drieëndertig jaar op zitten wachten. Drugverslaving is iets wat alleen maar toeneemt, nooit minder wordt. Denkt u dat het morgen makkelijker is? U houdt uzelf nog steeds voor de gek. Als u het vandaag niet kunt, om welke reden zou het morgen makkelijker zijn? Wacht u tot u werkelijk één van die ziektes met dodelijke afloop hebt gekregen? Dat lijkt me een beetje onnodig.
De werkelijke valkuil is het geloof dat het nu niet het goede moment is en dat het morgen makkelijker is.
We denken dat ons leven vol stress zit. Dat is in feite niet zo. Met de echte stress hebben we voor een groot deel afgerekend. Als je van huis gaat hoef je niet bang te zijn om door in het wild levende dieren aangevallen te worden. De meesten van ons hoeven zich geen zorgen te maken over de volgende maaltijd, of over het hebben van een dak boven het hoofd. Maar verplaats u eens in het leven van een in het wild levend dier. Op het moment dat een konijn uit zijn holletje te voorschijn komt, zit hij midden in de oorlog, zijn hele leven. Maar het konijn kan het aan, daar zorgen adrenaline en andere hormonen voor. Dat geldt ook voor ons. In werkelijkheid is de meest stressvolle periode vaak de vroege jeugd en de adolescentieperiode. Maar drie miljard jaar natuurlijke selectie hebben ons voldoende uitrusting gegeven om met stress om te kunnen gaan. Ik was vijf jaar toen de oorlog uitbrak. Ons huis werd gebombardeerd en ik werd gedurende twee jaar van mijn ouders gescheiden. Ik werd ondergebracht bij mensen die niet aardig voor me waren. Het was een onaangename periode in mijn leven maar ik kon het wel aan. Ik geloof niet dat ik er littekens aan heb overgehouden; integendeel, ik denk dat het me ster-

ker heeft gemaakt. Als ik terugkijk op mijn leven, dan is er eigenlijk maar één ding waar ik niet mee om kon gaan en dat was mijn verslaving aan die verdomde tabak.
Een aantal jaren geleden zag ik het leven als één grote bron van zorg. Ik was suïcidaal – niet in die zin dat ik van het dak af wilde springen, maar omdat ik wist dat het roken binnen afzienbare tijd mijn dood zou betekenen. Ik hield mezelf voor dat het roken nou eenmaal zo'n belangrijk onderdeel van mijn leven was geworden, dat me een leven zonder dat niet de moeite waard leek. Wat ik me niet realiseerde, was dat als je je fysiek en geestelijk depressief voelt, alles je onderuit haalt.
Ik voel me nu weer als een jonge vent. En dat komt maar door één ding: ik ben uit de fuik van het roken gezwommen.
Ik weet dat het een cliché is om te zeggen: 'Als we maar gezond zijn' maar het is wel heel erg waar. Ik vond vroeger die fitness-fanatiekelingen nogal irritant. Ik vond dat er ook andere geneugten in het leven waren, zoals drank en sigaretten. Dat is nonsens. Als je je fysiek en mentaal sterk voelt, kun je genieten van de hoogtepunten in het leven en kun je met de dieptepunten omgaan. We halen verantwoordelijkheid en stress door elkaar. Verantwoordelijkheden worden pas stressvol als je je niet sterk genoeg voelt om ze te hanteren. De Richard Burtons in deze wereld zijn fysiek en mentaal sterke mensen. Wat ze kapot maakt is niet de stress van het leven of hun werk, of ouderdom, maar de zogenaamde hulpmiddelen waar ze naar grijpen, die slechts illusies blijken te zijn. Jammer genoeg waren in dit geval en vele miljoenen andere gevallen, de hulpmiddelen dodelijk.
Bekijk het eens van deze kant. U heeft al besloten om niet voor de rest van uw leven in de fuik te blijven zitten. Daarom zult u, vroeg of laat, en of u dat nou makkelijk vindt of niet, door het proces van bevrijding heen moeten. Roken is niet een gewoonte of een genot. Het is drugverslaving en een ziekte. We hebben al vastgesteld dat het morgen niet gemakkelijker is om te stoppen. Sterker nog, naarmate u langer wacht, wordt het steeds moeilijker. Met een ziekte die steeds erger wordt, is het moment om je ervan te bevrijden NU – of zo dicht mogelijk bij nu. Bedenk hoe snel iedere week van ons leven voorbijvliegt. Dat is alles. Bedenk hoe heerlijk het is om van de rest van uw leven te kunnen genieten zonder die zwarte schaduwen op de achtergrond. En als u al mijn instructies opvolgt, hoeft u niet eens de volgende week af te wachten. Niet alleen zult u het makkelijk vinden na uw allerlaatste sigaret te hebben uitgemaakt, **U ZULT ERVAN GENIETEN!**

HOOFDSTUK 29

Zal ik de sigaret missen?

Nee! Als het kleine nicotinemonster eenmaal om zeep is geholpen en uw lichaam niet meer naar nicotine hunkert, zal elke achtergebleven hersenspoeling verdwijnen en merkt u dat u zowel lichamelijk als geestelijk beter in staat bent om niet alleen met stress en spanning om te gaan, maar ook om meer van de goede momenten te genieten.
Er is maar één gevaar en dat is de invloed van mensen die nog steeds roken. 'Het gras is altijd groener aan de andere kant van het hek' is iets wat in veel gevallen geldt en gemakkelijk valt te begrijpen. Hoe komt het dat bij het roken – waarvan de nadelen zo enorm zijn, zelfs vergeleken met de illusoire 'voordelen' – ex-rokers de neiging hebben om rokers te benijden?
Door alle hersenspoeling die we van kinds af aan hebben ondergaan is het niet meer dan logisch dat we er nog steeds in trappen. Hoe komt het dat we, als we ons eenmaal realiseren wat een zinloze bezigheid dat hele roken is en het ons lukt om ermee te kappen, toch weer in die fuik terechtkomen? Het is de invloed van rokers.
Meestal doet die zich voor bij sociale gelegenheden, vooral na een maaltijd. De roker steekt er een op en de ex-roker ervaart een ontwenningsscheut. Dit is inderdaad nogal merkwaardig, zeker als je de enquêtes bekijkt die hierover bestaan. Daaruit blijkt niet alleen dat alle niet-rokers blij zijn dat ze niet roken, maar ook dat alle rokers, ondanks hun dichtgeslibde, verslaafde, gehersenspoelde geesten waardoor ze denken dat ze ervan genieten of dat het hen ontspant, zonder meer zouden willen dat ze nooit verslaafd waren geraakt. Hoe komt het dan dat bij dit soort gelegenheden sommige ex-rokers rokers benijden? Dat komt door twee redenen.

1   'Die ene sigaret'. Die bestaat niet, weet u nog? Zie het nou eens niet langer als op zichzelf staande situaties en bekijk het eens vanuit het standpunt van de roker. U mag hem dan benijden maar zo ziet hij het niet; hij benijdt u. Ga andere rokers maar eens observeren; dat kan

enorm helpen bij het doorzien van bepaalde dingen. Kijk eens hoe snel die sigaret opbrandt, hoe snel de roker weer een nieuwe moet opsteken. Merk op dat hij zich er niet van bewust is dat hij rookt en dat zelfs het opsteken automatisch gebeurt. Bedenk goed dat hij er niet van geniet; hij doet het alleen maar omdat hij zich zonder te roken niet prettig kan voelen. Vergeet ook vooral niet dat hij door moet blijven roken, ook nadat hij straks weer is opgestapt. De volgende ochtend, als hij wakker wordt met de smaak van een beerput in z'n mond, moet hij doorgaan met zichzelf te verstikken.

De eerstvolgende keer dat hij pijn op zijn borst voelt, de eerstvolgende keer dat zijn blik per ongeluk op de waarschuwingstekst van de overheid valt, de eerstvolgende keer dat hij afschrikwekkende verhalen over kanker hoort, de eerstvolgende keer dat hij in de bus of de tram zit, in het ziekenhuis, de bibliotheek, bij de tandarts, de dokter, in de supermarkt, enzovoort, de eerstvolgende keer dat hij in gezelschap van een niet-roker verkeert, al die tijd zit hij vast aan deze keten voor het leven waarbij hij moet bloeden voor het voorrecht dat hij zichzelf lichamelijk en geestelijk mag schaden. Hij heeft een leven van viezigheid in het verschiet, met naar rook stinkende adem, bruine vlekken op zijn tanden, een leven van slavernij, een leven vol zwarte schaduwen achter in zijn gedachten. En met welk doel? Om te proberen terug te gaan naar de staat waarin hij verkeerde voordat hij verslaafd raakte.

2 De tweede reden waarom sommige ex-rokers weleens van die ontwenningsscheuten hebben bij dit soort gelegenheden, is omdat de roker iets doet, namelijk een sigaret roken, en de niet-roker niet, dus is hij geneigd te denken dat hij iets mist. Houd voor eens en voor altijd in uw gedachten: het is niet de niet-roker die iets mist. Het is de arme roker die van alles moet missen, namelijk:

GEZONDHEID
ENERGIE
GELD
VERTROUWEN
GEMOEDSRUST
MOED
KALMTE
VRIJHEID
ZELFRESPECT

Hou ermee op om rokers te benijden en kijk hoe ze werkelijk zijn, namelijk aandoenlijke figuren die er beroerd aan toe zijn. Ik weet het, ik was de allerergste. Daarom leest u dit boek. Degenen die het niet onder ogen kunnen zien en die doorgaan met zichzelf voor de gek te houden, zijn het meest aandoenlijk. U zou een heroïneverslaafde niet benijden. Aan heroïne overlijden per jaar in Nederland nog geen 50 mensen. Aan nicotine overlijden per jaar alleen al in Nederland meer dan 18.000 mensen en in alle EEG-landen ruim 440.000 mensen per jaar. Voor de hele wereld is dit aantal 2,5 miljoen mensen per jaar! Nicotine heeft al meer slachtoffers geëist dan alle oorlogen bij elkaar. En omdat het een drugverslaving is, zal het niet vanzelf overgaan. Integendeel, het wordt ieder jaar erger. Als u er vandaag niet van geniet om een roker te zijn, zult u er morgen nog minder van genieten. Benijd rokers niet. Heb medelijden met hen. Geloof me: ZE HEBBEN UW MEDELIJDEN HARD NODIG.

HOOFDSTUK 30

Zal ik dikker worden?

Ook dit is één van die wijdverspreide fabeltjes over roken, voornamelijk afkomstig van rokers die door middel van de Wilskracht Methode probeerden te stoppen en die gingen snoepen om te proberen de ontwenningsverschijnselen op te heffen. De ontwenningsverschijnselen bij nicotine, een soort scheuten in de maagstreek, lijken erg op hongergevoelens; vandaar dat die twee nogal eens met elkaar verward worden. Maar terwijl een gevoel van honger door voedsel wordt bevredigd, worden die ontwenningsscheuten door nicotine nooit volledig bevredigd.
Zoals met iedere drug wordt na een tijdje het lichaam ongevoelig en is de drug niet meer in staat de ontwenningsverschijnselen volledig op te heffen. Zodra we de sigaret uitmaken verdwijnt de nicotine in snel tempo uit ons lichaam, zodat de nicotineverslaafde een voortdurende honger heeft. De natuurlijke neiging is om ten slotte te gaan kettingroken. De meeste rokers worden daarvan weerhouden om één van de volgende twee redenen, of misschien wel beide.

1. Geld – ze kunnen het zich niet veroorloven om meer te roken.
2. Gezondheid – teneinde de ontwenningsverschijnselen op te heffen, moeten we een vergif innemen. Het vergif werkt als een automatische afremmer van het aantal sigaretten dat iemand kan roken.

De roker zit daardoor opgezadeld met een permanente honger die hij nooit kan stillen. Daarom gaan veel rokers over op te veel eten, stevig drinken of zelfs op zwaardere drugs om de leegte maar te vullen. (DE MEESTE ALCOHOLISTEN ZIJN STEVIGE ROKERS. ZOU HET NIET EIGENLIJK EEN ROOKPROBLEEM ZIJN?)
Een roker heeft de neiging om nicotine als vervanging voor voedsel te nemen. Tijdens mijn eigen nachtmerrieachtige jaren sloeg ik op een gegeven moment het ontbijt en de lunch helemaal over. Overdag was ik kettingroker. In een later stadium verheugde ik me steeds op de avond omdat ik dan tenminste met roken kon ophouden. Maar ik zat wel de

hele avond te snaaien. Ik dacht dat het behoefte aan voedsel was, maar in werkelijkheid waren het de ontwenningsverschijnselen van nicotine. Met andere woorden, overdag verving ik voedsel door nicotine en 's avonds verving ik nicotine door voedsel.
In die tijd was ik zeker tien kilo zwaarder dan ik nu ben en ik wist niet hoe ik die kwijt moest raken.
Als het kleine monster eenmaal uit uw lichaam is verdwenen, verdwijnt daarmee ook dat afschuwelijke gevoel van onzekerheid. Uw vertrouwen komt terug, samen met een fantastisch gevoel van zelfrespect. U krijgt de zekerheid dat u uw leven in eigen hand neemt, niet alleen met uw eetgewoonten maar ook op andere terreinen. Dit is één van de vele grote voordelen van het bevrijd zijn van de tabak.
Zoals ik eerder zei, het fabeltje over dik worden heeft te maken met het gebruik van vervangende middelen tijdens de ontwenningsperiode. Bovendien maken die middelen het niet makkelijker om te stoppen. Ze maken het juist moeilijker. In een later hoofdstuk over vervangende middelen wordt hier gedetailleerder op ingegaan.

HOOFDSTUK 31

Vermijd onzuivere motieven

Veel rokers die met de Wilskracht Methode trachten op te houden, proberen hun motief om te stoppen meer kracht bij te zetten, maar halen er dan onzuivere motieven bij.
Hier zijn heel wat voorbeelden van te geven. Een veelgehoorde is 'Van het geld dat ik bespaar kan ik een heerlijke vakantie hebben met mijn gezin'. Dit klinkt als een logische en zinnige benadering, maar eigenlijk is het onjuist omdat iedere zichzelf respecterende roker liever tweeënvijftig weken per jaar rookt zonder vakantie dan andersom. De roker twijfelt in ieder geval, want behalve dat hij zich vijftig weken moet onthouden vraagt hij zich af of hij wel van de vakantie kan genieten zonder sigaretten. Dit alles versterkt het gevoel bij de roker dat hij zich opoffert, hetgeen de sigaret in zijn gedachten alleen nog maar kostbaarder maakt. In plaats daarvan zou hij zich op andere dingen moeten concentreren: 'Wat doet die sigaret voor mij? Waarom moet ik eigenlijk roken?'
Nog een voorbeeld: 'Op die manier kan ik me een nieuwe auto permitteren.' Dat is waar, en met dat motief lukt het u waarschijnlijk om het roken te laten totdat die auto er is. Maar als het nieuwtje er eenmaal af is, krijgt u het gevoel dat u iets is ontnomen en vroeg of laat trapt u opnieuw in de val.
Ook een typerend voorbeeld is het aangaan van weddenschappen of overeenkomsten met familie of collega's op het werk. Het voordeel van dit soort afspraken is dat je voor een groot deel van de dag niet in de verleiding komt. Maar dit soort pogingen mislukken vaak om de volgende redenen.

1. Het motief is onzuiver. Waarom stopt u? Alleen omdat anderen het doen? Dit veroorzaakt alleen maar extra spanning, wat het element van opoffering weer versterkt. Het zou alleen werken als echt alle rokers op een en hetzelfde moment zouden willen stoppen. Maar rokers kun je niet dwingen om te stoppen en hoewel iedere roker het diep in zijn hart wil, zal zo'n afspraak slechts een extra spanning ver-

oorzaken, wat de wens om te roken doet toenemen. Dus gaat hij stiekem roken, wat zijn gevoel van afhankelijkheid weer versterkt.
2 De 'rotte appel'-theorie, ofte wel het van anderen afhankelijk zijn. Bij stoppen met de Wilskracht Methode ondergaat de roker een periode van straf die zal duren tot de behoefte om te roken voorbij is. Als hij het opgeeft, ervaart hij dat als falen. Bij de Wilskracht Methode zal één van de deelnemers het vroeg of laat opgeven. Nu hebben de anderen het excuus waarop ze hebben zitten wachten. Het is niet hun fout. Zij zouden het wel hebben volgehouden. Maar ja, nu heeft Fred hen in de steek gelaten. De waarheid is dat de meesten van hen alweer stiekem rookten. Bij de 'rotte appel'-theorie deel je het gezichtsverlies met anderen, waardoor het minder erg is.
3 Het omgekeerde is het geval bij 'het delen van de eer'. Stoppen met roken geeft het fantastische gevoel dat je iets groots volbrengt. Als je dat in je eentje doet, kan de waardering die je krijgt van vrienden, familie en collega's een enorme stimulans zijn om door de eerste paar dagen te komen. In het geval van een collectieve afspraak moet je de eer met vele anderen delen wat dus ook de stimulans kleiner maakt.

Een ander klassiek voorbeeld van onzuivere motivering is de omkoperij (bijvoorbeeld ouders die hun kind een bepaald bedrag in het vooruitzicht stellen als ze niet gaan roken, of de weddenschap 'Je krijgt f 250,– als ik het niet volhoud'). Ik zag eens een televisieprogramma waarin een politieagent vertelde met roken te willen ophouden. Hij had een briefje van f 50,– in zijn pakje sigaretten gestopt. Hij had met zichzelf afgesproken dat hij weer mocht gaan roken, maar dan moest hij eerst dat briefje van f 50,– verbranden. Het weerhield hem er een paar dagen van om te gaan roken, maar uiteindelijk verbrandde hij het geldbiljet.
Houd uzelf niet langer voor de gek. Als de f 90.000 die de gemiddelde roker tijdens zijn leven aan sigaretten uitgeeft, hem niet doen stoppen, of het risico van één op vier om een nare ziekte te krijgen, of een leven van naar rook stinkende adem, geestelijke en lichamelijke kwelling en slavernij, of de verachting door grote delen van de bevolking en de verachting voor zichzelf, dan zullen een paar oneigenlijke motieven daar ook niets aan veranderen. Ze bewerkstelligen alleen maar dat de opoffering groter lijkt. Blijf met uw aandacht bij de andere kant van het verhaal.
Wat doet roken voor me? HELEMAAL NIETS.
Waarom heb ik sigaretten nodig? U HEEFT ZE NIET NODIG. U STRAFT UZELF ERMEE.

HOOFDSTUK 32

De eenvoudige manier om te stoppen

In dit hoofdstuk staan instructies om op een eenvoudige manier met roken te stoppen. Als u die instructies maar opvolgt, zult u het stoppen met roken ervaren als iets variërend tussen betrekkelijk eenvoudig tot plezierig. U hoeft maar twee dingen te doen:

1   Neem het besluit om nooit meer te gaan roken.
2   Ga niet zitten kniezen. Wees blij.

Nu zult u zich waarschijnlijk afvragen: wat voor zin heeft het nog om verder te lezen? Waarom kon dat niet meteen gezegd worden? Het antwoord is dat u dan zou zijn gaan kniezen en dus, vroeg of laat, op uw besluit zou zijn teruggekomen. Waarschijnlijk heeft u dat al vele malen hiervoor gedaan.
Zoals ik al zei, de hele rookaangelegenheid is een geraffineerde, gemene valkuil. Het grootste probleem bij het stoppen is niet de chemische verslaving maar de hersenspoeling en daarom moesten eerst alle fabeltjes, drogredenen en illusies doorgeprikt worden. Weet wie uw vijand is. Als u zijn tactieken kent, is hij gemakkelijk te verslaan. Het grootste deel van mijn leven ben ik bezig geweest om met roken te stoppen en heb daarbij weken van ernstige depressie moeten doorstaan. Toen ik uiteindelijk stopte ging ik van honderd per dag naar nul zonder één moeilijk moment. Zelfs tijdens de ontwenningsperiode was het plezierig en ik heb sindsdien niet een enkel ontwenningsscheutje gehad. Integendeel, het is het mooiste dat ik heb meegemaakt.
Ik begrijp niet waarom het zo gemakkelijk was geweest en het kostte me heel wat tijd om dat uit te vinden. Het zat zo. Ik wist zeker dat ik nooit meer zou gaan roken. Bij vorige pogingen, hoe vastberaden ook, was ik voornamelijk aan het *proberen* om met roken te stoppen, en hoopte ik dat, als ik het maar lang genoeg volhield, de behoefte om te roken ten slotte zou verdwijnen. Natuurlijk verdween die behoefte niet omdat ik zat te wachten tot er iets zou gebeuren, en hoe meer ik erom treurde, hoe

meer ik een sigaret wilde zodat de hunkering niet ophield.
Mijn laatste poging was anders. Zoals alle rokers tegenwoordig, nam ik het probleem heel serieus. Tot dan toe had ik als het weer eens was mislukt, mijzelf getroost met de gedachte dat het de volgende keer makkelijker zou zijn. Het kwam niet bij me op dat ik mijn hele leven door zou moeten gaan met roken. Dat laatste vervulde me met afschuw en maakte dat ik heel goed over het onderwerp ging nadenken.
In plaats van de sigaretten heel onbewust op te steken, begon ik mijn gewaarwordingen te analyseren terwijl ik rookte. Dit bevestigde wat ik al wist. Ik genoot er niet van en ik vond ze vies en walgelijk.
Ik begon niet-rokers te bestuderen. Tot dan toe had ik niet-rokers vaak gezien als enigszins slappe, ongezellige, pietluttige mensen. Maar toen ik erop ging letten, bleken ze in ieder geval sterker en meer ontspannen dan rokers. Ze bleken goed in staat om met stress en spanning om te gaan en leken meer van gezellige bijeenkomsten te genieten dan rokers. In ieder geval hadden ze meer pit en toonden zich levendiger dan rokers.
Ik begon met ex-rokers te praten. Tot dan toe zag ik rokers als mensen die om gezondheidsredenen of vanwege de financiën gedwongen waren geweest om het roken op te geven en die diep in hun hart nog steeds naar sigaretten verlangden. Sommigen zeiden: 'Af en toe heb je nog weleens zo'n scheut maar dat is zo sporadisch en het staat zo ver van je af dat je daar geen last van hebt.' Maar de meesten zeiden: 'Het missen? Je lijkt wel gek. Ik heb me nog nooit zo goed gevoeld.'
De gesprekken met ex-rokers ontzenuwden nog een ander fabeltje waar ik altijd in geloofd had. Ik dacht dat er een diepgewortelde zwakheid in me zat en plotseling drong het tot me door dat alle rokers door hun privénachtmerrie heen gaan. Wat ik toen tegen mijzelf zei kwam op het volgende neer: 'Miljoenen mensen stoppen er nu mee en zijn volmaakt gelukkig. Voordat ik ermee begon had ik er geen behoefte aan en ik weet nog dat het me veel moeite heeft gekost om aan die vieze dingen te wennen. Dus waarom moet ik dan nu zo nodig roken?' In ieder geval genoot ik er niet van. Ik haatte dat hele smerige ritueel en ik had geen zin om de rest van mijn leven een slaaf van die verderfelijke tabak te blijven. Ik sprak mijzelf toe: 'Allen, OF JE HET NOU LEUK VINDT OF NIET, JE HEBT NU JE LAATSTE SIGARET GEROOKT.'
Ik wist dat ik vanaf dat moment nooit meer zou roken. Ik verwachtte niet dat het gemakkelijk zou zijn; integendeel zelfs. Ik was ervan overtuigd dat me maanden van grote somberheid te wachten zouden staan en dat ik de rest van mijn leven van tijd tot tijd ontwenningsverschijnselen zou blijven houden.

In plaats daarvan was het vanaf het eerste moment een genot.
Het duurde vrij lang voordat ik doorhad waarom het zo gemakkelijk was geweest en waarom ik dit keer geen last had gehad van die vreselijke ontwenningsverschijnselen. De reden is dat die niet bestaan. De verschijnselen worden veroorzaakt door de twijfel en de onzekerheid. De heerlijke waarheid is: STOPPEN MET ROKEN IS GEMAKKELIJK. Wat het moeilijk maakt, is de besluiteloosheid en het kniezen. Zelfs iemand die verslaafd is aan nicotine kan, op bepaalde momenten, betrekkelijk lang buiten sigaretten zonder er last van te hebben. Pas als je een sigaret wilt hebben en het kan niet, begint het lijden.
Het geheim van stoppen zonder moeite zit hem in het definitieve karakter van het besluit, de zekerheid dat het voor eens en altijd is. Dus niet *hopen* dat het lukt om te stoppen maar *weten* dat dat zo is, dat uw besluit vaststaat. Ga daar niet aan twijfelen, zet er geen vraagtekens bij. Doe juist het omgekeerde – blijf u erover verheugen.
Als u er vanaf het begin zeker van bent, zal het gemakkelijk zijn. Maar hoe kun je zeker zijn vanaf het begin zonder te weten of het makkelijk is? Dat is nou precies waar de rest van het boek over gaat. Er zijn een paar essentiële punten die u goed in uw hoofd moet prenten voordat u begint.

1 Realiseer u goed dat u het voor elkaar krijgt. U bent niet anders dan anderen en de enige die u de volgende sigaret doet roken, bent uzelf.
2 Er is absoluut niets om op te geven. Integendeel, er is een grote winst te boeken. En dan bedoel ik niet dat u gezonder zult zijn en meer geld zult overhouden. Ik bedoel dat u van de goede momenten meer zult genieten en zich in moeilijke momenten minder ellendig voelt.
3 Laat het heel duidelijk zijn dat 'dat ene sigaretje' niet bestaat. Roken is drugverslaving en een kettingreactie. Met jammeren over het feit dat dat ene sigaretje niet meer kan, straft u zichzelf onnodig.
4 Zie die hele rookaangelegenheid niet als een sociale gewoonte die uw gezondheid zou kunnen schaden, maar als drugverslaving. Zie onder ogen, of u het nou leuk vindt of niet, dat DIE ZIEKTE U TE PAKKEN HEEFT GEKREGEN. Die ziekte gaat niet over door uw kop in het zand te steken. Sterker nog, hij wordt alleen maar erger. Het beste moment om ermee te kappen is *nu*.
5 Houd de ziekte (hiermee bedoel ik: de chemische verslaving) en uw stemmingen – als roker of juist als niet-roker – goed uit elkaar. Iedere roker zou, als hij de kans kreeg om terug te gaan naar de tijd voordat hij verslaafd was, die kans met beide handen aangrijpen. Die kans heeft u nu! Beschouw het zelfs niet als roken 'opgeven'. Als u defini-

tief besloten heeft dat u uw laatste sigaret heeft gerookt, bent u al een niet-roker. Rokers zijn wrakken die zichzelf gaandeweg door middel van sigaretten verminken. Een niet-roker doet dat niet. Als u eenmaal dat definitieve besluit heeft genomen, heeft u uw doel al bereikt. Wees daar blij om. Ga niet zitten wachten totdat de chemische verslaving voorbij is. Ga eropuit en geniet van het leven. Het leven is heerlijk, zelfs als je aan nicotine verslaafd bent, en elke dag dat u dat niet bent, wordt het heerlijker.

De sleutel die het makkelijk maakt om met roken te stoppen, is om er honderd procent zeker van te zijn dat het u lukt zich er volledig van te onthouden tijdens de ontwenningsperiode (maximaal drie weken). Als u in de juiste gemoedstoestand bent en zich realiseert waar u mee bezig bent, zult u het waanzinnig eenvoudig vinden.
In dit stadium zult u, als u zich heeft opengesteld zoals ik u in het begin vroeg te doen, al besloten hebben om te gaan stoppen. Als het goed is ervaart u nu een gevoel van opwinding, zoals een hond die enthousiast aan zijn riem trekt, en kunt u nauwelijks wachten om het vergif uit uw lichaam te krijgen.
Als u zich somber en bedrukt voelt heeft dat met één van de volgende redenen te maken.

1 Er is iets wat nog niet bij u is aangeslagen. Lees de bovenstaande vijf punten nog eens over en stel uzelf de vraag of u ze voor waar aanneemt. Als u nog twijfelt over het een of ander, herlees dan de betreffende passages in dit boek.
2 U bent bang voor het falen zelf. Maak u geen zorgen. Lees gewoon verder. Het zal u lukken. Het hele roken is in feite één grote oplichterij. Intelligente mensen laten zich oplichten maar alleen stommeriken laten zich ook nog oplichten als ze de truc eenmaal kennen.
3 U bent het overal mee eens maar voelt zich nog steeds ellendig. Doe dat niet. Open uw ogen. Er is iets fantastisch aan het gebeuren. U staat op het punt uit de gevangenis te ontsnappen.

Het is erg belangrijk dat u eraan begint vanuit de juiste gemoedsstemming: is het niet heerlijk dat ik een niet-roker ben?
Het enige waar we nu voor moeten zorgen, is dat u tijdens de ontwenningsperiode in die stemming blijft. In de volgende paar hoofdstukken staan een paar dingen die u helpen om gedurende die periode die stemming vast te houden. Na de ontwenningsperiode hoeft u niet meer op die

manier te denken. Tegen die tijd gebeurt dat automatisch en het enige raadsel is dan nog: 'Het is zo overduidelijk, hoe is het in vredesnaam mogelijk dat ik dat niet eerder heb gezien?'
Maar eerst nog twee belangrijke waarschuwingen:

1 Rook uw laatste sigaret pas als u dit boek helemaal uit heeft.
2 Ik heb het meermalen over een ontwenningsperiode van zo'n drie weken gehad. Dit kan tot misverstanden leiden. Ten eerste zou u onbewust kunnen denken dat u drie weken moet lijden. Dat is niet het geval. Ten tweede, vermijd de bekende valkuil door in termen te denken als: 'Als ik het nou maar volhoud om drie weken af te zien, dan ben ik er daarna van af.' In feite gebeurt er niets na drie weken. U voelt zich niet opeens een niet-roker. Niet-rokers voelen zich niet anders dan rokers. Als u gedurende die drie weken loopt te kniezen, zult u dat naar alle waarschijnlijkheid na die drie weken ook nog doen. Wat ik bedoel te zeggen is dit: als u nu meteen begint te zeggen: 'Ik rook nooit meer. Is dat niet fantastisch?', zult u na drie weken geen aanvechting meer hebben. Maar als u zegt: 'Als ik drie weken zonder sigaret nou maar overleef', zult u na die drie weken naar een sigaret snakken.

HOOFDSTUK 33

De ontwenningsperiode

Tot drie weken na het roken van uw laatste sigaret kunnen zich ontwenningsverschijnselen voordoen, waarbij een duidelijk onderscheid gemaakt dient te worden tussen twee soorten omstandigheden.

1   De ontwenningsverschijnselen door nicotine, die zich uiten in dat lege, onzekere gevoel dat op honger lijkt en wat rokers herkennen als het ergens naar snakken of iets met je handen te doen willen hebben.
2   De ontwenningsverschijnselen met een psychologische oorzaak naar aanleiding van bepaalde gebeurtenissen, zoals bijvoorbeeld een telefoontje.

Wat het nou voor mensen die met de Wilskracht Methode proberen te stoppen zo moeilijk maakt, is dat ze niet doorhebben dat bij het ervaren van die ontwenningsverschijnselen het om twee verschillende omstandigheden gaat. En dat is dan weer de reden waarom ze na verloop van tijd opnieuw in de valkuil terechtkomen.
Hoewel de ontwenningsverschijnselen door nicotine geen fysieke pijn veroorzaken, moet de kracht ervan niet onderschat worden. Als we een dag niet hebben gegeten, spreken we van een knagende honger; onze maag knort en rammelt maar het veroorzaakt geen lichamelijke pijn. En toch is honger een sterke kracht en de kans is groot dat we zeer geïrriteerd raken als ons een hele dag voedsel wordt onthouden. Hetzelfde gebeurt als ons lichaam naar nicotine hunkert. Het verschil is dat ons lichaam wel voedsel nodig heeft, maar geen vergif. Zolang we in de juiste gemoedsstemming zijn, kunnen we de knagende ontwenningsverschijnselen gemakkelijk het hoofd bieden en zullen ze snel verdwijnen.
Rokers die stoppen met behulp van de Wilskracht Methode zullen merken, als het ze lukt om een paar dagen niet te roken, dat het hunkeren naar nicotine snel verdwijnt. Het is de tweede omstandigheid die de problemen veroorzaakt. De roker heeft zich de gewoonte eigengemaakt om op bepaalde momenten van de dag of bij speciale gelegenheden zijn ont-

wenningsverschijnselen op te heffen. Hierdoor hebben zich bepaalde ideeën bij hem vastgezet, zoals: 'Zonder sigaret kan ik niet van een drankje genieten.' Laat me dit toelichten aan de hand van een voorbeeld. Sinds een aantal jaren rijdt u in een auto waarbij de richtingaanwijzer links van het stuur zit. Bij uw volgende auto zit hij aan de rechterkant. U weet dat hij aan de rechterkant zit, maar toch zult u de eerste paar dagen steeds de ruitewissers in werking stellen als u richting wilt aangeven.

Bij het stoppen met roken is het net zo. Gedurende de eerste dagen van de ontwenningsperiode zal het aloude mechanisme op bepaalde momenten van de dag nog in werking treden. U denkt dan: 'Ik wil een sigaret.' Het is van essentieel belang om van begin af aan tegen de hersenspoeling in te gaan. Op die manier zullen die automatismen snel verdwijnen. Bij de Wilskracht Methode gaat de roker ervan uit dat hij zich opoffert, hij begint te kniezen en zit te wachten tot de behoefte om te roken weg is. Dus in plaats van deze automatismen uit de weg te ruimen, maakt hij ze juist groter.

Een veelvoorkomende aanleiding is een maaltijd, vooral als dat in een restaurant is met vrienden. De ex-roker voelt zich al ellendig omdat hij zijn sigaretje moet missen. Vervolgens steken zijn vrienden er eentje op en voelt hij zich nóg ellendiger. Hij geniet nu niet van zijn maaltijd of van zijn gezellige avondje uit. Omdat hij de sigaret niet los kan zien van die maaltijd en het gezellige avondje, lijdt hij nu drie keer zoveel en neemt de hersenspoeling alleen maar toe. Als hij vastberaden is en het maar lang genoeg volhoudt, zal hij ten slotte zijn lot accepteren en herneemt het leven zijn gangetje. Een deel van de hersenspoeling blijft echter bestaan en niets is meelijwekkender dan de roker die om gezondheidsredenen of vanwege de financiën is gestopt, maar jaren later nog steeds bij bepaalde gelegenheden naar een sigaret snakt. Hij treurt over een illusie die alleen maar in zijn hoofd bestaat en hij kwelt zichzelf onnodig.

Zelfs bij mijn methode is het ingaan op deze automatismen de meest voorkomende mislukking. De ex-roker heeft de neiging om de sigaret als een soort placebo of een suikerpilletje te zien. Hij denkt: 'Ik weet dat de sigaret niets voor me doet maar zolang ik denk dat dat wel het geval is, zal zo'n sigaret me bij bepaalde gelegenheden tot steun zijn.'

Een suikerpilletje kan ondanks het feit dat het lichamelijk niets doet, een sterke psychologisch werking hebben en is daarom een zegen. Maar de sigaret is geen suikerpilletje. Een sigaret creëert de symptomen die hij opheft en die hij na verloop van tijd zelfs niet meer helemaal opheft; het 'pilletje' veroorzaakt de ziekte en is toevallig ook nog doodsoorzaak nummer één in onze westerse samenleving.

Misschien is het makkelijker om het effect te begrijpen als het in verband wordt gebracht met niet-rokers of met rokers die een paar jaar geleden stopten. Neem het geval van een vrouw die haar man verliest. In zo'n situatie is het heel gebruikelijk en goed bedoeld als men zegt: 'Hier, neem een sigaretje, dat zal je kalmeren.'

Als de sigaret wordt geaccepteerd, zal hij geen kalmerende werking hebben omdat de vrouw niet aan nicotine verslaafd is en er derhalve geen ontwenningsverschijnselen zijn op te heffen. Hoogstens geeft hij een tijdelijk psychologisch opkikkertje. Als de sigaret op is, is het drama er nog steeds. Het is zelfs erger geworden omdat de vrouw nu ontwenningsverschijnselen ervaart. Ze kan kiezen om die te verdragen of nog een sigaret aan te steken waarmee de keten van misère begint. Het enige dat de sigaret heeft gegeven is een tijdelijk psychologisch opkikkertje. Met een troostend woord of een drankje zou hetzelfde zijn bereikt. Heel wat niet-rokers en ex-rokers zijn door dit soort situaties verslaafd geraakt.

Het is van essentieel belang om van begin af aan de hersenspoeling de kop in te drukken. Prent het goed in uw hoofd dat u die sigaret niet nodig heeft en dat u zichzelf alleen maar kwelt als u hem als een steuntje of een opkikkertje blijft zien. U hoeft zich niet ellendig te voelen. Sigaretten maken de maaltijd of de uitjes niet gezelliger; ze maken ze stuk. Onthoud ook dat de rokers bij u aan tafel niet roken omdat ze genieten van die sigaret. Ze roken omdat ze wel moeten. Het zijn drugverslaafden. Ze kunnen niet van een etentje of van het leven genieten zonder te roken.

Laat het idee los dat roken een plezierige gewoonte is. Heel wat rokers zouden willen dat er schone sigaretten bestonden. Er *bestaan* schone sigaretten. Elke roker die sigaretten van gedroogde kruiden heeft uitgeprobeerd, weet dat dat tijdverspilling is. Prent het goed in uw hoofd dat u alleen maar rookt om nicotine binnen te krijgen. Als u zich eenmaal bevrijd heeft van de hunkering naar nicotine, zal de behoefte om een sigaret in uw mond te steken niet groter zijn dan om hem in uw oor te steken. Of de scheuten in uw lichaam nou veroorzaakt worden door ontwenningsverschijnselen (dat lege gevoel) of door het aloude mechanisme, accepteer ze. De fysieke pijn is er niet werkelijk, en met de juiste gemoedsstemming zijn sigaretten geen probleem voor u. Maak u geen zorgen over die ontwenning. Het gevoel op zichzelf is niet vervelend. Het is de associatie met het willen van een sigaret en vervolgens de ontkenning daarvan wat het moeilijk maakt.

Ga niet zitten kniezen maar zeg tegen uzelf: 'Ik weet wat het is. Het is zo'n ontwenningsscheut. Dat is nou waar rokers hun hele leven last van hebben en wat ze aan het roken houdt. Niet-rokers hebben geen last van die scheuten. Het is één van de vele kwaden van deze drug. Wat heerlijk dat ik mijn lichaam hiervan ontdoe.'

Met andere woorden, de komende drie weken zult u een soort licht onbehagen in uw lichaam ervaren, maar gedurende die weken en gedurende uw verdere leven gebeurt er iets fantastisch. U ontdoet zich van een nare ziekte. Die beloning weegt zoveel zwaarder dan dat onbehagen en u kunt zelfs van die ontwenningsverschijnselen genieten. Het kunnen plezierige momenten worden.

Zie het hele stoppen als een opwindend spel. Zie dat nicotinemonstertje als een soort worm in uw maag. U moet hem drie weken uithongeren terwijl hij in leven wil blijven en met alle mogelijke slimmigheidjes probeert of hij u zo gek kan krijgen om een sigaret op te steken.

Zo nu en dan probeert hij u een vervelend gevoel te bezorgen. Op sommige momenten bent u niet op uw hoede. Iemand biedt u misschien een sigaret aan en u vergeet dat u gestopt bent. Even krijgt u dan het gevoel dat u iets mist. Wees voorbereid op dit soort valkuiltjes en realiseer u goed dat die verleiding alleen maar veroorzaakt wordt door dat monstertje in uw lichaam. Met iedere verleiding die u weerstaat, heeft u de vijand weer een dodelijke slag toegebracht.

Wat u ook doet, de gedachte aan roken moet u niet proberen te negeren. Dat is juist wat bij rokers die met de Wilskracht Methode stoppen, vele depressieve uren veroorzaakt. Ze proberen de dagen door te komen in de hoop dat ze er uiteindelijk gewoon niet meer aan denken. Het is net zoiets als niet kunnen slapen. Hoe bezorgder je bent, hoe moeilijker het wordt.

Het zal u zelfs niet lukken om er niet aan te denken. De eerste paar dagen zal het kleine monster u eraan herinneren, dat kunt u niet verhinderen. U zult rokers om u heen zien en veelvuldig geconfronteerd worden met sigarettenreclame, dus zult u er constant aan herinnerd worden.

Het punt is dat u het ook helemaal niet hoeft te negeren. Er gebeurt iets fantastisch. Zelfs als u er duizend keer per dag aan denkt, kunt u daar alle duizend keren van GENIETEN. VERGEET NIET HOE HEERLIJK HET IS OM ER VRIJ VAN TE ZIJN. VERGEET NIET HET PURE PLEZIER DAT U UZELF NIET MEER HOEFT TE VERSTIKKEN. Zoals ik al zei, u zult merken dat de scheuten momenten van plezier worden en u zult versteld staan hoe snel u het roken dan echt vergeet.

Wat u ook doet, TREK UW BESLUIT NIET IN TWIJFEL. Als u eenmaal begint te twijfelen, begint u te kniezen en dan wordt het alleen maar moeilijker.

Geef in plaats daarvan een positieve draai aan die momenten. Als u zich depressief voelt, vergeet dan niet dat dat eigenlijk komt door de sigaretten die u rookte. Als u een sigaret van iemand krijgt aangeboden, wees dan trots dat u kunt zeggen: 'Het doet me veel genoegen dat ik je kan meedelen dat ik ze niet meer nodig heb.' Dat zal de ander pijnlijk vinden, maar als hij ziet dat het u geen moeite kost is hij al halverwege om uw voorbeeld te volgen.

Vergeet niet dat u hele sterke argumenten had om te stoppen. Denk aan de f xx.000 die één sigaret u zal kosten en stel uzelf de vraag of u werkelijk die nare ziektes wilt riskeren. Vergeet vooral niet dat dat gevoel slechts tijdelijk is en dat u na zo'n moment weer een stap dichter bij uw doel bent.

Sommige rokers zijn bang dat ze de rest van hun leven bezig zullen zijn met het de kop indrukken van die 'hersenspoelmechanismen'. Met andere woorden, ze denken dat ze – om psychologische redenen – zichzelf de rest van hun leven wijs moeten maken dat ze geen behoefte hebben aan een sigaret. Dat is geenszins het geval. U weet toch dat de optimist de fles half vol vindt en de pessimist half leeg? Als je de vergelijking doortrekt naar het roken, is de fles leeg en ziet de roker hem als vol. Het is de roker die gehersenspoeld is. Als u eenmaal tegen uzelf begint te zeggen dat u geen behoefte heeft om te roken, zult u het binnenkort niet eens meer hoeven te zeggen omdat de verrukkelijke waarheid is... dat u geen behoefte heeft om te roken. Het is het laatste waar u behoefte aan heeft; zorg ervoor dat het niet het laatste wordt wat u doet.

HOOFDSTUK 34

Eén trekje maar...

Voor veel rokers die met de Wilskracht Methode probeerden te stoppen blijkt dit hun ondergang. Ze hebben drie of vier dagen achter de rug en nemen dan één sigaretje of een of twee trekjes om zich even over iets heen te zetten. Ze realiseren zich niet hoe fnuikend dit voor hun moreel is.
Voor de meeste rokers is dat eerste trekje niet erg lekker zodat het in hun bewuste denken positief wordt ervaren. Ze denken: 'Prima, dat was niet lekker. De behoefte om te roken wordt al minder.' In feite is precies het omgekeerde het geval. Prent het goed in uw hoofd – SIGARETTEN WAREN NOOIT LEKKER. U rookte niet omdat u het lekker vond. Als rokers rookten omdat het zo lekker is, zou niemand ooit meer dan één sigaret roken.
De enige reden waarom u rookte, was om dat kleine monstertje te voeden. Ga maar na: u heeft hem vier dagen uitgehongerd. Hoe waardevol moet dat ene sigaretje of dat ene trekje wel niet voor hem zijn geweest. U bent zich daar niet van bewust maar het 'shot' dat uw lichaam kreeg toegediend, wordt overgebracht naar uw onderbewustzijn en uw degelijke voorbereiding wordt aan het wankelen gebracht. Een klein stemmetje achter in uw hoofd zal zeggen: 'Al die logische redeneringen zijn prachtig maar sigaretten zijn toch waardevol. Ik wil er nog een.'
Dat ene kleine trekje heeft twee schadelijke gevolgen.

1 Het houdt het kleine monster in uw lichaam in leven.
2 Maar wat erger is, het houdt het grote monster in uw hoofd in leven. Dat ene trekje brengt u weer dichter bij het volgende.

Onthoud goed: het is nou precies 'dat ene sigaretje' waar het bij iedereen mee begon.

HOOFDSTUK 35

Is het voor mij moeilijker?

De combinaties van factoren die voor iedere individuele roker de mate van het gemak bepalen om te stoppen, zijn oneindig. Om te beginnen heeft ieder van ons zijn eigen karakter, soort werk, persoonlijke omstandigheden, timing, enzovoort.
Voor bepaalde beroepsgroepen kan het moeilijker zijn dan voor andere, maar vooropgesteld dat de hersenspoeling is verwijderd, hoeft dat niet zo te zijn. Een paar individuele voorbeelden om dat toe te lichten.
Mensen in de gezondheidszorg lijken het extra moeilijk te vinden. Wij veronderstellen dat het bijvoorbeeld voor artsen juist makkelijk zou moeten zijn omdat ze beter op de hoogte zijn van de schadelijke effecten op de gezondheid en daar dagelijks de bewijzen van zien. Hoewel het de argumenten om te stoppen kracht bijzet, maakt het het niet eenvoudiger. Dat komt door de volgende redenen.

1 Het voortdurend bewust zijn van de gezondheidsrisico's veroorzaakt angst; diezelfde angst schept de behoefte om onze ontwenningsverschijnselen op te heffen.
2 Een arts werkt vaak onder druk; tijdens zijn werk weet hij meestal geen raad met de extra spanning die de ontwenningsverschijnselen veroorzaken.
3 Zijn schuldgevoel zorgt ook voor extra spanning. Hij vindt dat hij een voorbeeld zou moeten zijn voor anderen. Dit zet hem onder druk en versterkt het gevoel dat hij iets mist.

Bij zijn welverdiende koffie- of lunchpauzes, als hij even verlost is van de gebruikelijke stress, is die sigaret, die zijn ontwenningsverschijnselen opheft, heel waardevol. Dit is een vorm van gelegenheidsroken en geldt voor iedere situatie waarbij de roker zich noodgedwongen gedurende langere tijd moet onthouden. Bij de Wilskracht Methode voelt de roker zich ellendig omdat hem iets is ontnomen. Hij geniet niet van zijn pauze of van het kopje koffie of thee dat daarbij hoort. Het gevoel dat hij iets mist wordt daarom enorm versterkt en door de verkeerde verbanden die hij legt, krijgt de sigaret overal de schuld van.

Als je echter eerst de hersenspoeling wegwerkt en ophoudt met kniezen, kan de pauze of het kopje thee heel plezierig zijn, zelfs als het lichaam naar nicotine hunkert.

Een andere moeilijke situatie is verveling, vooral als die zich voordoet in perioden van stress. Mensen die achter het stuur zitten of moeders die thuiszitten met kleine kinderen, zijn typische voorbeelden daarvan. Het zijn bezigheden die spanning met zich meebrengen en tegelijkertijd vaak eentonig zijn. Bij de Wilskracht Methode zal de moeder met kleine kinderen veel momenten ervaren waarbij ze zal kniezen over haar 'verlies', hetgeen het depressieve gevoel versterkt.

Ook dit is makkelijk te ondervangen zolang u in de juiste gemoedsstemming blijft. Maak u geen zorgen dat u er voortdurend aan herinnerd wordt dat u bent opgehouden. Gebruik die momenten om u te verheugen over het feit dat u zich aan het bevrijden bent van het boze monster. Als u in een positieve stemming bent, kunnen de ontwenningsverschijnselen plezierige momenten opleveren.

Onthoud goed: iedere roker, ongeacht leeftijd, sekse, intelligentie of beroep, kan het gemakkelijk en plezierig vinden om te stoppen mits ALLE INSTRUCTIES WORDEN OPGEVOLGD.

HOOFDSTUK 36

De belangrijkste oorzaken van mislukking

Er zijn twee belangrijke redenen waarom het kan mislukken. De eerste is de invloed van andere rokers. Op een zwak moment of tijdens een gezellige bijeenkomst, steek je er een op. Ik heb dit onderwerp al uitentreuren behandeld. Gebruik dat moment om uzelf eraan te herinneren dat iets dergelijks als 'één sigaretje' niet bestaat. Schep vreugde in het feit dat u de keten hebt verbroken. Bedenk dat de roker u benijdt en beklaag hem. Geloof me, hij heeft uw medelijden nodig.
De tweede belangrijke reden voor mislukking is het hebben van een sombere dag. Realiseer u heel goed voordat u gaat stoppen dat – of u nu een roker of een niet-roker bent – er prettige en vervelende dagen bestaan. In het leven is alles relatief en de toppen bestaan niet zonder de dalen.
Het probleem met de Wilskracht Methode is dat zodra de roker een vervelende dag heeft, hij chagrijnig wordt omdat hij niet kan roken, waardoor de dag alleen nog maar vervelender wordt. De niet-roker is beter in staat om met stress en spanningen om te gaan, niet alleen fysiek maar ook mentaal.
Als u een vervelende dag hebt tijdens de ontwenningsperiode, draag uw lot dan waardig. Herinner uzelf eraan dat u ook vervelende dagen had toen u nog rookte (anders had u nooit besloten om te stoppen). In plaats van te lopen kniezen, kunt u zichzelf toespreken in de trant van: 'Oké, vandaag zit het niet mee, maar roken maakt het er niet beter op. Morgen zal het weer anders zijn en op dit moment heb ik in ieder geval een mooie beloning. Ik ben gekapt met die vreselijke sigarettengewoonte.'
Als roker moet je steeds je geest afsluiten voor de slechte kanten van het roken. Rokers hebben nooit een rokershoest, ze zijn alleen maar permanent verkouden.
Als uw auto er ver van de bewoonde wereld opeens mee ophoudt, steekt u een sigaret op, maar wordt u daar gelukkig of vrolijk van? Natuurlijk niet. Wie met roken stopt, heeft de neiging om alles wat verkeerd loopt te wijten aan het feit dat hij met roken gestopt is. Als nu uw auto ermee ophoudt, denkt u: 'Dit is nu typisch zo'n moment waarbij ik een sigaret

zou hebben opgestoken.' Helemaal waar, maar u vergeet dat de sigaret het probleem niet oploste, en u straft uzelf door te treuren over een denkbeeldig hulpmiddel. U schept een onmogelijke situatie. U voelt zich ellendig omdat u geen sigaret kunt hebben en u zou zich nog ellendiger voelen als u er wel een nam. U weet dat u de juiste beslissing heeft genomen om te stoppen. Ga uzelf niet straffen door weer te gaan twijfelen aan die beslissing.

Onthoud goed: een positieve benadering is essentieel – altijd.

HOOFDSTUK 37

Vervangende middelen

Vervangende middelen zijn onder andere kauwgom, zoetigheid, pepermunt, sigaretten van gedroogde planten en kruiden, pillen, enzovoort. GEBRUIK GEEN VAN ALLE. Het maakt het moeilijker. Niet gemakkelijker. Als u een ontwenningsscheut krijgt en iets vervangends neemt, zal de scheut langer aanhouden en wordt het moeilijker. Wat u namelijk dan eigenlijk zegt is: 'Ik moet roken of ik moet de leegte opvullen.' Het is net zoiets als toegeven aan de eisen van een kaper of aan de boze bui van een kind. Het heeft tot gevolg dat de ontwenningsscheuten blijven terugkomen en de kwelling langer aanhoudt.

In elk geval zullen de vervangende middelen de ontwenningsverschijnselen niet opheffen. De hunkering is naar nicotine, niet naar voedsel. Het enige dat er gebeurt, is dat u aan roken blijft denken. Onthoud deze punten:

1   Er bestaat geen vervanging voor nicotine.
2   U heeft geen nicotine nodig. Het is geen voedsel; het is vergif. Als de ontwenningsscheuten de kop opsteken, bedenk dan dat het de rokers zijn die last hebben van ontwenningsverschijnselen, niet de niet-rokers. Zie ze als het zoveelste kwaad van die drug. Ervaar ze nu als de doodsstrijd van het kleine monster.
3   Onthoud goed: sigaretten scheppen een leegte, ze vullen die niet op. Hoe eerder u uw hersens leert dat u geen behoefte hebt aan roken of iets daarvoor in de plaats, hoe eerder u daar vrij van bent.

Vermijd in ieder geval kauwgom of welk ander produkt dan ook waar nicotine in zit. De gedachte erachter is dat je met roken ophoudt en terwijl je met de gewoonte kapt, blijf je je lichaam van nicotine voorzien zodat je geen last hebt van ontwenningsverschijnselen. In de praktijk betekent het echter dat het veel moeilijker is en wel om de volgende reden. In het geval van sigaretten bestaat de gewoonte uit het opheffen van ontwenningsverschijnselen. Niemand heeft profijt van nicotine. Iemand rookt alleen maar om zichzelf te bevrijden van de ontwenningsverschijnselen. Als met de gewoonte wordt gestopt, verdwijnen de ontwenningsverschijnselen ook vanzelf. Die verschijnselen zijn zo mild dat het niet noodzakelijk is om ze te verzachten. Het hoofdprobleem met roken is, zoals ik al heb uitgelegd, niet de lichamelijke verslaving maar de *mentale* hersenspoeling. Nicotinekauwgom zorgt er alleen maar voor dat de chemische verslaving langer duurt, waardoor ook de mentale verslaving langer aanhoudt.

Er zijn veel ex-rokers die nu verslaafd zijn aan nicotinekauwgom. Er zijn ook veel mensen die verslaafd zijn aan de kauwgom en nog steeds roken. Laat u niet misleiden door het feit dat die nicotinekauwgom niet lekker smaakt. Dat was ook het geval met die eerste sigaret, weet u nog?

Het hierboven beschreven effect van nicotinekauwgom geldt in feite voor alle vervangende middelen. En dan doel ik op zaken als 'Ik mag geen sigaret hebben dus neem ik gewone kauwgom, of dropjes, of pepermuntjes om de leegte op te vullen'. Hoewel het lege gevoel van het willen hebben van een sigaret niet te onderscheiden is van het gevoel van behoefte aan voedsel, zijn de middelen om die twee behoeftes te stillen, niet onderling verwisselbaar. Sterker nog, als iets het verlangen naar een sigaret versterkt, is dat wel het jezelf volstoppen met kauwgom, drop of pepermunt.

Maar het allergrootste kwaad dat vervangende middelen kunnen aanrichten, is dat ze het wezenlijke probleem, de hersenspoeling, verlengen. Heeft u een vervangend middel nodig als u net griep heeft gehad? Natuurlijk niet. Als u zegt: 'Ik heb een vervanging voor het roken nodig' zegt u eigenlijk: 'Ik offer iets op.' Het sombere gevoel dat geassocieerd wordt met stoppen via de Wilskracht Methode, wordt veroorzaakt door het feit dat de roker denkt dat hij iets opgeeft. Het enige dat u doet, is het ene probleem vervangen door een ander. Uzelf volstoppen met zoetigheid of hapjes is niet prettig. U zult zich alleen maar dik en ellendig voelen en binnen de kortste keren zit u weer met een sigaret in uw handen. Onthoud goed: u heeft geen vervanging nodig. Die ontwenningsscheuten betekenen het hunkeren naar vergif en zullen snel zijn verdwenen. Laat dat de komende dagen uw steuntje in de rug zijn. Geniet ervan om uw lichaam van het vergif en uw geest van de slavernij en de afhankelijkheid te bevrijden.

Mocht u, omdat uw eetlust beter is, meer eten bij de hoofdmaaltijd en de komende dagen een paar pond aankomen, maak u daar dan geen zorgen over. Als u het 'moment van openbaring' ervaart dat ik u straks ga beschrijven, zult u vol zelfvertrouwen zijn. U ontdekt dan dat u ieder probleem dat door positief denken kan worden opgelost, kunt hanteren, inclusief eetgewoonten. Maar u moet niet tussen maaltijden door gaan eten. Als u dat doet zult u dikker worden en zich ellendig voelen en zult u nooit weten wanneer u de tabak hebt overwonnen. U heeft dan alleen maar het probleem verschoven in plaats van zich ervan bevrijd.

HOOFDSTUK 38

Moet ik verleidelijke situaties vermijden?

Tot dusver ben ik heel uitgesproken geweest in mijn adviezen en ik zou u willen vragen om die adviezen eerder als instructies dan als suggesties te beschouwen. Ik ben heel uitgesproken omdat ik daar hele goede en praktische redenen voor heb die door bestudering van duizenden gevallen tot stand zijn gekomen.
De vraag om tijdens de ontwenningsperiode verleidelijke situaties al dan niet uit de weg te gaan, kan ik tot mijn spijt niet zo absoluut beantwoorden. Iedere individuele roker moet dat voor zichzelf bepalen. Wel kan ik u enkele, naar ik hoop waardevolle suggesties aan de hand doen.
Ik herhaal nog eens dat het angst is die ons ons hele leven doet blijven roken en die angst bestaat uit twee duidelijke fasen.

1   Hoe red ik het zonder sigaretten?
    Deze angst is de paniek die rokers ervaren als hun sigaretten 's avonds laat op dreigen te raken. De angst wordt niet veroorzaakt door ontwenningsscheuten, maar het is de psychologische angst dat u afhankelijk bent – zonder sigaret red je het niet. In feite is die angst op zijn sterkst als je je laatste sigaret rookt; op dat moment zijn de ontwenningsscheuten minimaal.
    Het is de angst voor het onbekende, de soort angst die mensen hebben als ze leren duiken. De duikplank is nog geen halve meter hoog, maar het lijkt wel twee meter. Het water is twee meter diep, maar het lijkt slechts een halve meter. Er is moed voor nodig om de sprong te wagen. U weet zeker dat uw hoofd de bodem zal raken. Het springen zelf is het moeilijkst. Als u uw moed bijeenraapt om het te doen, is de rest gemakkelijk.
    Dit verklaart waarom veel rokers die in andere gevallen precies weten wat ze willen, óf nooit geprobeerd hebben om te stoppen óf, als ze het deden, dit maar een paar uur volhielden. Er zijn zelfs rokers van ongeveer een pakje per dag die, als ze besluiten te stoppen, in feite hun volgende sigaret eerder opsteken dan wanneer ze niet het besluit

om te stoppen hadden genomen. Het besluit veroorzaakt paniek en paniek brengt spanning met zich mee. Dit is een van die gelegenheden waarbij de hersenen een signaal geven: 'Neem een sigaret', maar dat kan nu niet. U voelt zich te kort gedaan – meer spanning. De hersenen geven weer een signaal – de zekering brandt door en u steekt er een op.

Maak u geen zorgen. Die paniek is psychologisch. Het is de angst dat u ervan afhankelijk bent. De verrukkelijke waarheid is echter dat dat niet het geval is, zelfs niet als u nog aan nicotine verslaafd bent. Raak niet in paniek. Vertrouw op me en spring erin.

2 De tweede fase is angst op langere termijn. Het betreft de angst dat bepaalde situaties in de toekomst nooit meer zo prettig kunnen zijn zonder sigaretten. Of de angst dat de ex-roker niet in staat zal zijn om een traumatische gebeurtenis te kunnen hanteren. Maak u geen zorgen. Als u erin springt zult u merken dat het tegenovergestelde het geval is.

Verleidelijke situaties zijn onder te verdelen in twee hoofdcategorieën.

1 Hoewel ik niet ga roken, houd ik mijn sigaretten bij de hand. Dat geeft me een rustig gevoel.
Ik heb gemerkt dat de kans van slagen bij mensen die dit doen, veel geringer is dan bij mensen die ze radicaal weggooien. Ik denk dat dat voornamelijk komt door het feit dat tijdens een moeilijk moment in de ontwenningsperiode een sigaret die je bij de hand hebt, heel makkelijk is op te steken. Als je eerst de straat op moet om een pakje te kopen, is de kans groot dat de vernedering je daarvan weerhoudt en je de verleiding de baas wordt; in ieder geval is de ontwenningsscheut waarschijnlijk weer voorbij tegen de tijd dat je bij de sigarettenwinkel bent.
Maar de belangrijkste reden van het hogere percentage mislukkingen in dit soort gevallen, is volgens mij het feit dat de roker zelf nog niet helemaal overtuigd is of hij wel echt wil stoppen. Onthoud dat om te slagen u twee dingen niet uit het oog moet verliezen:

a Zekerheid.

b 'Is het niet heerlijk dat ik niet meer hoef te roken?'

In geen van beide gevallen heeft u toch sigaretten nodig? Als u nog steeds de behoefte hebt om sigaretten op zak te hebben, zou ik u willen voorstellen om het boek eerst nog eens over te lezen. Het betekent dat er iets nog niet goed is overgekomen.

2   Moet ik situaties met stress of gezellige bijeenkomsten tijdens de ontwenningsperiode vermijden?
Mijn advies met betrekking tot stress is, ja, probeer als het enigszins kan situaties met spanning te vermijden. Het heeft geen zin om uzelf onder extra druk te zetten.
Wat betreft feestelijkheden en gezellige bijeenkomsten adviseer ik het tegenovergestelde. Ga uit en geniet vanaf de eerste dag. U heeft geen sigaretten nodig, zelfs als u nog aan de nicotine verslaafd bent. Ga naar een verjaardag of een feestje en geniet ervan dat u niet hoeft te roken. Het zal u snel duidelijk worden dat het leven zonder sigaretten zoveel prettiger is – en bedenk dan hoeveel prettiger het nog zal worden als het kleine monster eenmaal uit uw lichaam is verdwenen, samen met al dat vergif.

HOOFDSTUK 39

Het moment van openbaring

Ongeveer drie weken nadat een roker is gestopt, doet zich meestal het moment van openbaring voor. De lucht lijkt geklaard en de hersenspoeling achter de rug. In plaats van tegen jezelf te zeggen dat je niet hoeft te roken, realiseer je je opeens dat het laatste draadje is gebroken en dat je van de rest van je leven kunt genieten zonder ooit nog te hoeven roken. Meestal is dit het moment waarop je andere rokers gaat zien als beklagenswaardige figuren.
Rokers die met de Wilskracht Methode zijn gestopt, ervaren zo'n moment meestal niet omdat ze, hoewel blij dat ze ex-rokers zijn, nog steeds het gevoel hebben dat ze iets hebben moeten opgeven.
Hoe meer u rookte, hoe heerlijker dit moment is. En het duurt uw hele leven.
Ik vind dat de goden mij heel goedgezind zijn geweest in dit leven en ik heb prachtige momenten meegemaakt, maar het mooiste van alles was dat moment van openbaring. Bij andere hoogtepunten in mijn leven kan ik me nog wel herinneren dat het gelukkige momenten waren, maar kan ik het gevoel wat erbij hoorde niet meer terughalen. De vreugde om niet meer te hoeven roken, kan ik nog steeds voelen. Als ik mij tegenwoordig weleens somber voel en ik een opkikkertje nodig heb, hoef ik alleen maar te bedenken hoe heerlijk het is dat ik niet meer aan die verderfelijke tabak vastzit. Bijna iedereen die na gestopt te zijn contact met mij opneemt, zegt precies hetzelfde, namelijk dat het het heerlijkste moment in hun leven was. O, welk een vreugde staat u te wachten!
De ervaring van vijf jaar feedback, zowel van het boek als van mijn consulten, heeft me geleerd dat in de meeste gevallen dat moment van openbaring zich niet na drie weken voordoet, maar binnen een paar dagen.
Bij mijzelf gebeurde het vóórdat ik mijn laatste sigaret had uitgemaakt. Ook heb ik vroeger wel meegemaakt, in de tijd dat ik nog individuele sessies gaf, dat nog vóórdat de sessie beëindigd was, iemand iets zei in de trant van: 'Je hoeft niets meer te zeggen, Allen, ik zie het allemaal zo duidelijk, ik weet dat ik nooit meer zal roken.' In de groepssessies heb ik

het ook leren herkennen, zonder dat een roker iets hoeft te zeggen, en uit de brieven die ik krijg kan ik opmaken dat het ook vaak bij het lezen van het boek gebeurt.
Idealiter zou het ook bij u meteen moeten gebeuren, vooropgesteld dat u alle instructies opvolgt en de psychologische kant ervan helemaal begrijpt.
Tegenwoordig zeg ik tegen de rokers die mij consulteren, dat het ongeveer vijf dagen duurt voordat de merkbare lichamelijke verschijnselen zijn verdwenen en ongeveer drie weken voordat alles helemaal weg is. Aan de ene kant hou ik er niet van om zulke richtlijnen te geven. Het kan twee problemen geven. Ten eerste omdat ik suggereer dat iemand moet lijden voor een periode variërend van vijf dagen tot drie weken. Ten tweede omdat de ex-roker geneigd is om te denken: 'Als ik het maar vijf dagen of drie weken volhoud, zal ik aan het eind van die periode het licht zien.' Maar iemand kan vijf prettige dagen hebben, of drie plezierige weken, gevolgd door zo'n rampendag die iedereen, roker of niet-roker, onderuit zou halen, en die niets met roken te maken heeft maar door factoren van buitenaf veroorzaakt wordt.
En terwijl onze ex-roker op het moment van openbaring zit te wachten, komt hij in plaats daarvan in grote somberheid terecht. Dat zou zijn vertrouwen kunnen schaden.
Als ik echter geen richtlijnen geef, zou de ex-roker zijn hele leven kunnen wachten op iets wat nooit gebeurt. Ik veronderstel dat dat het geval is bij het overgrote deel van de rokers dat met behulp van de Wilskracht Methode stopt.
Op zeker moment overwoog ik om te zeggen dat die openbaring zich onmiddellijk zou voordoen. Maar als ik dat zou doen en het zou niet onmiddellijk gebeuren, zou de ex-roker het vertrouwen verliezen en denken dat het nooit zou gebeuren.
Mensen vragen me vaak naar de waarde van die vijf dagen of die drie weken. Heb ik die perioden zomaar opeens bedacht? Nee, het zijn geen vaststaande tijdstippen, maar verzamelde feiten op grond van jarenlange feedback. Na ongeveer vijf dagen is roken niet langer datgene wat de ex-roker het meeste bezighoudt. De meesten ervaren dat als het moment van openbaring. Wat vaak voorkomt is dat je in een situatie zit waarin je eerder absoluut niet zonder sigaret kon, bijvoorbeeld een gezellige bijeenkomst of een moeilijk parket. Opeens realiseer je je dat het je geen moeite kost en dat de gedachte aan een sigaret nog niet eens bij je was opgekomen. Vanaf dat moment loopt het meestal van een leien dakje. Dan weet je dat je zonder kunt.

Door mijn eigen eerdere stoppogingen met de Wilskracht Methode en door de feedback van andere rokers, heb ik gemerkt dat ongeveer na een periode van drie weken veel serieuze stoppogingen mislukken. Wat er dan gebeurt, is denk ik dat je merkt dat je de wens om te roken kwijt bent. Je wil dit aan jezelf bewijzen en je steekt een sigaret op. Die smaakt vreemd. Je hebt bewezen dat je bent afgekickt. Maar je hebt je lichaam ook van verse nicotine voorzien, en het is juist de nicotine waar je lichaam drie weken lang naar snakte. Zodra je de sigaret uitmaakt, verlaat de nicotine je lichaam. Een klein stemmetje zegt nu: 'Je bent nog niet afgekickt, je wilt er nog een.' Je steekt niet meteen een nieuwe op omdat je niet opnieuw verslaafd wilt raken. Voor alle zekerheid laat je een behoorlijk lange tijd voorbijgaan. Bij een volgende situatie waarbij je in de verleiding komt, kun je tegen jezelf zeggen: 'Nou, ik ben tenslotte niet opnieuw verslaafd geraakt, dus steekt er niets kwaads in als ik er nog een neem.' U bevindt zich dan alweer op het glibberige pad.

Het geheim zit hem erin om niet op het moment van openbaring te gaan wachten, maar om u te realiseren dat het, op het moment dat u uw laatste sigaret rookt, echt afgelopen is. U heeft alles gedaan wat u moest doen. U heeft de toevoer van nicotine stopgezet. Niets op deze wereld kan u beletten rookvrij te blijven tenzij u gaat kniezen of op de openbaring gaat zitten wachten. Ga eropuit en geniet van het leven; ga er meteen tegenaan. Op die manier zult u het moment spoedig ervaren.

HOOFDSTUK 40

De laatste sigaret

Als u besloten heeft dat dit voor u het juiste moment is om te stoppen, bent u nu toe aan het roken van uw laatste sigaret. Voordat u dat gaat doen, moet u nog twee belangrijke zaken nagaan:

1 Weet u zeker dat u gaat slagen?
2 Voelt u zich somber en terneergeslagen of ervaart u een gevoel van opwinding omdat u op het punt staat iets prachtigs te presteren?

Als u nog twijfels heeft, lees dan het boek nog een keer over.
Als u er zich klaar voor voelt, rook dan uw laatste sigaret. Zorg dat u alleen bent en rook hem bewust. Concentreer u op ieder trekje. Concentreer u op de smaak en de geur. Concentreer u op de kankerverwekkende dampen die u in uw longen zuigt. Concentreer u op de giftige stoffen die uw bloedvaten doen dichtslibben. Concentreer u op de nicotine die u binnenkrijgt.
Als u hem uitmaakt, bedenk dan hoe heerlijk het zal zijn om daar niet mee door te hoeven gaan. En dan de vreugde die u ervaart omdat u verlost bent van de slavernij; het is alsof u vanuit een wereld vol zwarte schaduwen een wereld met een stralende zon betreedt.

HOOFDSTUK 41

Een allerlaatste waarschuwing

Geen enkele roker zou, als hij de kans had om terug te gaan naar de tijd vóórdat hij verslaafd was, met de kennis die hij nu heeft, ervoor kiezen om te beginnen. Van de rokers die mij consulteren, zijn velen ervan overtuigd dat als ik ze maar eenmaal heb geholpen om te stoppen, het nooit meer bij hen op zal komen om weer te beginnen. Toch zijn duizenden rokers die jarenlang met succes waren afgekickt en daar volkomen tevreden mee waren, opeens weer in de val gelopen.
Ik heb het vertrouwen dat dit boek u helpt om het betrekkelijk gemakkelijk te vinden om met roken op te houden. Maar wees gewaarschuwd: rokers die makkelijk stoppen beginnen ook weer makkelijk.

TRAP NIET IN DIE VAL!

Het maakt niet uit hoe lang geleden u gestopt bent of hoe zeker u weet dat u nooit meer verslaafd zult raken, maar maak met uzelf een afspraak voor het leven dat u nooit meer rookt om welke reden dan ook. Weersta de honderden miljoenen guldens die de tabaksindustrie aan reclame besteedt en blijf u ervan bewust dat ze daarmee een giftige drug proberen te slijten die doodsoorzaak nummer één is. U zult toch niet gauw heroïne gaan gebruiken maar in de westerse samenleving hebben sigaretten honderdduizenden doden meer op hun geweten. Onthoud goed dat die eerste sigaret helemaal niets voor u doet. U heeft geen ontwenningsverschijnselen om te hoeven opheffen en hij zal afschuwelijk smaken. Wat die sigaret wel doet, is nicotine in uw lichaam brengen en een klein stemmetje achter in uw hoofd zal zeggen: 'Je wil er nóg een.' U kunt dan kiezen: of u voelt zich even vervelend of u zet die smerige keten weer van voren af aan in gang.

HOOFDSTUK 42

Vijf jaar feedback

Sinds de eerste publikatie van dit boek, heb ik nu vijf jaar feedback om op terug te vallen, zowel van mijn eigen consulten als van het boek. Mijn methode werd weggehoond door de zogenaamde experts. Tegenwoordig komen mensen vanuit alle hoeken van de wereld naar me toe om een sessie bij te wonen. Daarbij valt op dat er meer vertegenwoordigers uit de gezondheidszorg zijn dan uit welke beroepsgroep ook.
In Engeland wordt het boek als het meest effectieve hulpmiddel bij het stoppen met roken beschouwd en die reputatie breidt zich in snel tempo naar andere landen uit.
Ik ben geen wereldverbeteraar. Mijn strijd – en ik wil benadrukken dat die niet tegen rokers maar tegen het roken is – voer ik om de puur egoïstische reden dat ik er plezier in heb. Iedere keer weer als ik van een roker hoor dat hij uit de gevangenis ontsnapt is, geeft me dat een enorme voldoening, zelfs als dat zonder mijn toedoen was. U zult zich het immense plezier kunnen voorstellen dat ik ondervind van de duizenden dankbare brieven die ik in de loop der jaren heb ontvangen.
Er is ook heel wat frustratie geweest. Die frustratie wordt voornamelijk veroorzaakt door twee belangrijke categorieën rokers. Ten eerste – ondanks de waarschuwing in het vorige hoofdstuk – ben ik bezorgd over het aantal rokers dat het makkelijk vindt om te stoppen, toch weer verslaafd raakt en er vervolgens niet in slaagt om weer te stoppen. Dit geldt niet alleen voor lezers van het boek, maar ook voor de mensen die mij consulteren.
Twee jaar geleden werd ik door een man gebeld. Hij was ten einde raad; hij huilde zelfs. Hij zei: 'Ik betaal u duizend pond (f 3.300) als u me kunt helpen om een week lang te stoppen. Ik weet dat als ik het een week kan volhouden, het me lukt.' Ik zei hem dat ik een vaste prijs hanteerde en dat hij niet meer dan dat hoefde te betalen. Hij woonde een groepssessie bij en vond het tot zijn eigen verbazing makkelijk om te stoppen. Hij stuurde me een aardige bedankbrief.
Een van de laatste dingen die ik altijd na afloop van de sessie tegen ex-

rokers zeg is: 'Onthoud goed, rook absoluut nooit meer een sigaret!' Deze bewuste man zei: 'Maak je geen zorgen, Allen. Als het me lukt om te stoppen zal ik beslist nooit meer roken.'
Ik zag dat de waarschuwing niet echt was overgekomen. Ik zei: 'Ik weet dat je er nu zo over denkt maar hoe zal dat over zes maanden zijn?'
Hij zei: 'Allen, ik zal nooit meer roken.'
Ongeveer een jaar later kreeg ik weer een telefoontje. 'Allen, ik heb met Kerstmis een klein sigaartje gerookt en nu rook ik er weer veertig per dag.'
Ik zei: 'Herinner je je nog toen je me de eerste keer belde? Je had er zo'n hekel aan dat je bereid was om me duizend pond te betalen als je gedurende een week zou kunnen stoppen.'
'Ik weet het nog goed. Wat ben ik ook een sufferd.'
'Herinner je je nog dat je me beloofde om nooit meer te roken?'
'Ik weet het nog. Ik vind het heel stom.'
Het is alsof je iemand tot aan zijn nek in het moeras aantreft op het punt om kopje onder te gaan. Je helpt hem eruit te komen. Hij is je zeer dankbaar om vervolgens, zes maanden later, opnieuw het moeras in te zakken.
Ironisch genoeg, toen deze man een vervolgsessie bijwoonde zei hij: 'Je gelooft het niet. Ik had mijn zoon duizend pond beloofd als hij op zijn eenentwintigste verjaardag nog niet zou hebben gerookt. Ik heb het hem betaald en wat denk je? Hij is nu tweeëntwintig en rookt als een schoorsteen. Ik snap niet hoe hij zo stom heeft kunnen zijn.'
Ik zei: 'Ik begrijp niet hoe jij hem stom kunt noemen. Hij heeft de valkuil tenminste tweeëntwintig jaar vermeden en hij weet niet welke ellende hem te wachten staat. Jij wist dat beter dan wie dan ook en hebt het maar een jaar gered.'
Rokers die het makkelijk vinden om te stoppen en weer beginnen, vormen een apart probleem en ik ga binnenkort nog een boek laten verschijnen om hen te helpen. Als u ondertussen stopt met roken MAAK DAN ALSTUBLIEFT, IK SMEEK HET U, NIET DEZELFDE FOUT. Rokers denken dat zulke mensen weer beginnen omdat ze nog steeds verslaafd zijn en de sigaret missen. In feite komt het erop neer dat ze het stoppen zo gemakkelijk vinden dat ze hun angst om te roken kwijtraken. Ze denken: 'Eén sigaretje af en toe kan wel. Zelfs als ik weer verslaafd raak, zal het me geen moeite kosten om te stoppen.'
Ik ben bang dat het zo niet werkt. Het is gemakkelijk om te stoppen met roken, maar het is onmogelijk om te proberen een verslaving te beheersen. Het enige dat belangrijk is als je een niet-roker wilt worden, is om *niet te roken.*

De tweede categorie ex-rokers die mij frustraties bezorgt, betreft die mensen die gewoon te angstig zijn om een poging te ondernemen of, als ze het doen, het een enorm gevecht vinden. Daarbij spelen een paar hoofdproblemen.

1. Faalangst. Falen is geen schande, maar het niet proberen is gewoon stom. Bekijk het eens zo: u heeft niets te verliezen. Het ergste dat er kan gebeuren is dat het niet lukt, in welk geval u niet slechter af bent dan nu. Bedenk hoe heerlijk het zou zijn als het zou lukken. Als u het niet eens probeert, ontneemt u zich de kans om te slagen. Niet geschoten, altijd mis.
2. Angst voor paniek of voor depressiviteit. Maak u geen zorgen. Vraag u af: wat voor vreselijks zou er allemaal kunnen gebeuren als u nooit meer zou roken? Helemaal niets. Die vreselijke dingen zullen alleen gebeuren als u blijft roken. Hoe dan ook, de paniek wordt veroorzaakt door de sigaretten, maar die zal snel achter de rug zijn. De grootste winst is om die angst kwijt te zijn. Denkt u werkelijk dat rokers bereid zijn hun armen en benen te laten amputeren om maar te kunnen blijven roken? Als u last heeft van een paniekgevoel, helpt het om een paar keer diep in en uit ademen. Als u met andere mensen bent die het u moeilijk maken, loop dan even weg. Er is altijd wel een plekje te vinden, zoals een lege werkruimte of een garage of wat dan ook.
Als u zin heeft om een potje te huilen, doe dat dan. Huilen is een natuurlijke manier om spanning kwijt te raken. Het is nog nooit gebeurd dat iemand zich na een huilbui slechter voelde. Het is bijna misdadig dat we jongetjes leren om niet te huilen. Je ziet het gevecht met hun tranen, maar kijk eens naar die geblokkeerde kaken. Het wordt ons afgeleerd om emoties te tonen, maar het is juist de bedoeling dat we dat wel doen in plaats van ze in te slikken. Schreeuw het uit of word lekker kwaad. Geef een trap tegen een kartonnen doos of tegen een archiefkast. Zie uw gevecht als een bokswedstrijd die u niet kunt verliezen. Niemand kan de tijd stilzetten. Met iedere seconde die voorbijgaat komt het monster binnen in u dichter bij zijn dood. Geniet van uw onvermijdelijke overwinning.
3. Het niet opvolgen van de instructies. Het is onvoorstelbaar maar sommige rokers zeggen tegen me: 'Uw methode werkte niet bij mij.' Vervolgens blijkt dat ze niet slechts één instructie negeerden, maar bijna allemaal. (Voor alle duidelijkheid zal ik die aan het einde van dit hoofdstuk nog eens opsommen.)

4   Het niet begrijpen van de instructies. Dat gaat voornamelijk om het volgende:

   a) 'Ik denk alleen maar aan sigaretten.' Dat is logisch en als u krampachtig probeert om er niet aan te denken, voelt u zich angstig en benauwd. Hetzelfde doet zich voor als u probeert in te slapen; hoe harder u dat probeert, hoe moeilijker het wordt. Ik ben 90 procent van mijn wakende en slapende tijd met mijn gedachten bij het roken. Het gaat erom wát je denkt. Als u denkt: 'O, wat zou ik nu graag een sigaret hebben' of 'Wanneer zal ik er nou eindelijk van bevrijd zijn?', tja, dan word je somber. Als u denkt: 'HIEP HOI! Ik ben ervan af!', dan voelt u zich prettig.

   b) 'Wanneer zal dat verlangen naar een sigaret nou eens ophouden?' De nicotine trekt snel uit uw lichaam weg. Maar het is onmogelijk om te zeggen wanneer *uw* lichaam er niet meer naar verlangt. Dat lege, onzekere gevoel wordt veroorzaakt door gewone honger, depressie of stress. Het enige dat een sigaret doet, is dat gevoel versterken. Daarom zullen rokers die de Wilskracht Methode gebruiken nooit zeker weten wanneer ze nou afgekickt zijn. Zelfs als het lichaam niet meer naar nicotine verlangt en iemand gewoon honger heeft of last van somberheid of stress, zegt het verstand: 'Zie je wel, je wilt een sigaret.' Het punt is dat je helemaal niet hoeft te wachten tot dat hunkeren naar een sigaret ophoudt; het is zo'n mild gevoel dat we het niet eens in de gaten hebben. We kennen het alleen maar als een gevoel van 'Ik wil een sigaret'. Als je je laatste behandeling bij de tandarts hebt gehad, zit je dan te wachten tot de pijn helemaal weg is? Natuurlijk niet. Je gaat gewoon weer door. Je bent blij en voldaan, ondanks het feit dat je kaak nog pijnlijk is.

   c) Wachten op het moment van openbaring. Als u daarop gaat zitten wachten, wordt u alleen maar angstig. Ik ben ooit eens drie weken gestopt met de Wilskracht Methode. Ik kwam een oude schoolvriend tevens ex-roker tegen die informeerde hoe het met me ging. Ik zei: 'Ik heb het drie weken overleefd.' Hij zei: 'Wat bedoel je, dat je het drie weken hebt overleefd?' Ik zei: 'Ik heb drie weken niet gerookt.' Hij zei: 'Wat ga je nou doen? De rest van je leven overleven? Waar wacht je op? Je hebt het voor elkaar. Je bent een niet-roker.'

Ik dacht: 'Hij heeft groot gelijk. Waar wacht ik eigenlijk op?' Omdat ik op dat moment helaas nog niet helemaal doorhad hoe de val precies in elkaar zat, gaf ik het snel daarna weer op, maar dit punt was duidelijk geworden. Zodra je je laatste sigaret hebt uitgemaakt, ben je een ex-roker. Belangrijk is dat je meteen vanaf het begin een opgewekte ex-roker bent.

d) 'Ik snak nog steeds naar sigaretten.' Dat is behoorlijk stom. Hoe kunt u nou zeggen: 'Ik wil een ex-roker zijn' en tegelijkertijd zeggen: 'Ik wil een sigaret.' Dat is tegenstrijdig. Als u zegt: 'Ik wil een sigaret' zegt u: 'Ik wil een roker zijn.' Niet-rokers willen niet roken. U weet allang wat u werkelijk wilt, dus straf uzelf niet langer.

e) 'Ik geef de voorkeur aan een prettig leven.' Hoezo? U hoeft alleen maar op te houden met uzelf te verstikken. U hoeft niet op te houden met prettig leven. Kijk, het is echt heel simpel. De komende dagen zult u een licht gevoel van onbehagen ervaren. Uw lichaam vraagt om nicotine. Wel, onthoud goed, u bent niet slechter af dan u eerst was. Dit is precies wat u aan één stuk door als roker ervoer, of dat nou in de kerk was, in de bibliotheek, in de supermarkt of terwijl u sliep. Toen u nog rookte kon u die situaties heel goed aan. Als u niet stopt zult u hier de rest van uw leven last van blijven houden. Sigaretten maken maaltijden, drankjes of gezellige uitjes niet aangenamer. Ze verpesten ze. Zelfs als uw lichaam nog om nicotine vraagt, kunnen etentjes en borreluurtjes al heerlijk zijn. Het leven is heerlijk. Ga uit en ga naar feestjes, zelfs al lopen daar twintig rokers rond. Onthoud goed dat niet ú iets is afgepakt maar de rokers. Iedere roker, zonder uitzondering, zou in uw schoenen willen staan. Geniet van de aandacht die u krijgt, geniet ervan om even in het middelpunt van de belangstelling te staan. Stoppen met roken is een prachtig onderwerp van gesprek, vooral als rokers zien dat u vrolijk en opgewekt bent. Ze zullen hun ogen niet geloven. Het is van groot belang dat u er direct vanaf het begin van geniet. Er is geen enkele reden om hen te benijden. Zij benijden u.

f) 'Ik voel me ellendig en prikkelbaar.' Dat komt omdat u mijn instructies niet heeft opgevolgd. Probeer uit te vinden welke dat is. Sommige mensen begrijpen en geloven alles wat ik zeg, maar beginnen er desondanks met een gevoel van melancholie en somberheid aan, alsof hun iets vreselijks te wachten staat. En dat terwijl u iets doet wat u heel graag wilt en wat iedere roker op aarde zou willen doen. Welke methode u ook gebruikt, de ex-roker wil alleen maar bereiken dat hij in een stemming komt waarin hij, als hij aan sigaretten denkt, kan zeggen: 'HIEP HOI! IK BEN ERVAN AF!' Als dat ook uw doel is, waar wacht u dan op? Begin eraan in die gemoedsstemming en zorg dat u die vasthoudt. De rest van het boek is bedoeld om u duidelijk te maken waarom er geen alternatief is.

DE CHECKLIST

Als u deze simpele instructies opvolgt kan het niet mislukken.

1 Beloof uzelf plechtig dat u nooit, maar dan ook nooit meer zult roken, of op iets zult zuigen of kauwen waar nicotine in zit, en blijf bij die belofte.
2 Prent het in uw hoofd: er valt absoluut niets *op te geven*. En dan bedoel ik niet alleen te zeggen dat u beter af bent als niet-roker (dat wist u uw hele leven al). Ook bedoel ik niet dat, hoewel er geen verstandelijke reden is waarom u rookt, het kennelijk toch een soort genot of steuntje voor u is omdat u het anders niet zou doen. Wat ik wel bedoel te zeggen is dat roken u geen echt genot verschaft en dat het geen echt hulpmiddel is. Dat is alleen maar een illusie, te vergelijken met het bonken van uw hoofd tegen een muur om het genot te ervaren als u daarmee ophoudt.
3 Verstokte rokers bestaan niet. U bent gewoon één van de vele miljoenen mensen die in de geraffineerde val zijn gelopen. Evenals miljoenen andere ex-rokers, die ooit dachten niet uit die val te kunnen ontsnappen, bent u nu ontsnapt.
4 Als u, op welk moment van uw leven dan ook, de voor- en nadelen van het roken tegen elkaar zou afwegen, zou de uitkomst altijd overduidelijk zijn: 'Hou ermee op, je lijkt wel gek.' Dat zal nooit veranderen. Het is altijd zo geweest en het zal altijd zo blijven. Nu u, zoals u weet, de juiste beslissing heeft genomen, moet u zichzelf nooit gaan kwellen door weer te gaan twijfelen.
5 Probeer niet *niet* aan roken te denken of u zorgen te maken dat u er constant aan denkt. Maar als u eraan denkt, of dat nou vandaag, morgen of de rest van uw leven is, denk dan: HIEP HOI! IK BEN EEN NIET-ROKER!

6   Gebruik GEEN enkel vervangend middel.
    GOOI uw eigen sigaretten WEG.
    Vermijd andere rokers NIET.
    Laat het stoppen met roken GEEN reden zijn om uw dagelijkse gewoonten te veranderen.

Als u de bovengenoemde instructies opvolgt, zult u zeer spoedig het moment van openbaring ervaren. Maar:

7   Ga niet op dat moment zitten wachten. Ga over tot de orde van de dag. Geniet van de pieken en wees opgewassen tegen de dalen. U zult dan merken dat dat moment er binnen de kortste keren is.

HOOFDSTUK 43

Help de roker die op het zinkende schip achterblijft

De huidige roker raakt in paniek. Hij voelt dat er iets aan het veranderen is in de samenleving. Roken wordt tegenwoordig beschouwd als een asociale gewoonte, ook door de rokers zelf. Ze voelen ook dat het hele roken een aflopende zaak is. Miljoenen rokers zijn al gestopt en iedere roker is zich hiervan bewust.
Iedere keer als een roker het zinkende schip verlaat, voelen de achterblijvers zich ellendiger. Iedere roker weet instinctief dat het belachelijk is om zijn goeie geld uit te geven aan in papier gerolde gedroogde bladeren, die aan te steken en kankerverwekkende stoffen in zijn longen te zuigen. Als u er nog steeds niet van overtuigd bent dat dat stom is, stop dan eens een brandende sigaret in uw oor en vraag uzelf wat het verschil is. Er is maar één verschil: op die manier krijgt u geen nicotine binnen. Als u kunt ophouden met sigaretten in uw mond te stoppen, zult u die nicotine niet nodig hebben.
Rokers hebben geen verstandelijke verklaring voor het feit dat ze roken, maar als anderen het doen voelen ze zich iets minder stom.
Rokers liegen schaamteloos over hun gewoonte, niet alleen tegenover anderen maar ook tegenover zichzelf. Ze moeten wel. De hersenspoeling is nodig om tenminste nog enig zelfrespect te bewaren. Ze hebben de behoefte om hun gewoonte te rechtvaardigen, niet alleen tegenover zichzelf maar ook tegenover niet-rokers. Daarom geven ze altijd hoog op van de zogenaamde voordelen van het roken.
Als een roker met behulp van de Wilskracht Methode ophoudt, blijft hij denken dat hem iets is ontnomen en zou hij klagerig kunnen worden. Dit heeft weer tot gevolg dat andere rokers in hun mening bevestigd worden hoe goed ze eraan doen om te blijven roken.
Als het de ex-roker lukt om af te kicken, is hij blij dat hij zichzelf niet meer hoeft te verstikken of zijn geld niet meer hoeft te verspillen. Hij heeft echter, in tegenstelling tot de roker, niet de behoefte om zijn gedrag te rechtvaardigen, hij zegt niet hoe fantastisch het is om niet te roken. Dat doet hij alleen maar als hem dat gevraagd wordt en rokers zul-

len die vraag niet stellen. Ze zouden het antwoord niet op prijs stellen. Weet u nog, het is angst die maakt dat ze blijven roken en ze steken liever hun kop in het zand.
De enige keer dat ze die vraag stellen, is als het moment gekomen is om op te houden. Help de roker. Haal die angsten weg. Vertel hem hoe heerlijk het is om vrij te kunnen ademen, hoe heerlijk het is om 's morgens fit en gezond wakker te worden in plaats van hoestend en proestend, hoe fantastisch het is om vrij te zijn van die slavernij, om van het totaal van het leven te kunnen genieten, en om die vreselijke zwarte schaduwen kwijt te zijn.
Of, beter nog, haal hem over om het boek te lezen.
Het is van belang de roker niet te betuttelen door te zeggen dat hij de lucht vervuilt, of dat hij eigenlijk een viespeuk is. Er wordt gezegd dat vooral ex-rokers daar een handje van zouden hebben. Daar schuilt wel enige waarheid in en ik denk dat dat te maken heeft met de Wilskracht Methode. Omdat de ex-roker, ondanks het feit dat hij is afgekickt, nog gedeeltelijk met de hersenspoeling rondloopt, heeft hij nog steeds enigszins het gevoel dat hij zich heeft opgeofferd. Hij voelt zich kwetsbaar, en zijn natuurlijke afweermechanisme is om de roker aan te vallen. Dit helpt de ex-roker wellicht maar de roker zeker niet. Het heeft alleen maar tot gevolg dat hij zijn stekels opzet, zich nog ongelukkiger voelt waardoor zijn behoefte aan een sigaret weer toeneemt.
Hoewel de maatschappelijk veranderde houding ten opzichte van roken de hoofdreden is waarom miljoenen rokers ermee stoppen, maakt dat het nog niet gemakkelijker voor hen. Sterker nog, het maakt het een stuk moeilijker. Tegenwoordig denken de meeste rokers dat ze voornamelijk stoppen om gezondheidsredenen. Goed beschouwd is dat niet helemaal waar. Hoewel het enorme gezondheidsrisico zonder meer de voornaamste reden is om ermee op te houden, hebben rokers zich jarenlang om het leven laten brengen en maakte het geen enkel verschil. De belangrijkste reden waarom rokers nu stoppen, is omdat de maatschappij de gewoonte in zijn ware gedaante begint te zien, namelijk als smerige drugverslaving. Het genieten was altijd een illusie; deze houding haalt de illusie weg zodat de roker met lege handen achterblijft.
Het volledige rookverbod in de Londense Underground is een klassiek voorbeeld van het dilemma waarin de roker verkeert. Een deel van de rokers denkt dan: 'Oké, als ik niet in de trein kan roken, reis ik wel op een andere manier', wat dus niet het gewenste effect heeft en alleen maar een aanzienlijke inkomstenderving van London Transport tot gevolg heeft. Andere rokers zeggen weer: 'Prima, dat helpt me om minder te roken.'

Het gevolg hiervan is dat in plaats van één of twee sigaretten in de trein te roken, waar hij toch al niet van genoten zou hebben, hij zich een uur lang daarvan onthoudt. Tijdens die gedwongen periode van onthouding voelt hij zich echter mentaal te kort gedaan en wacht hij op zijn beloning, terwijl zijn lichaam naar nicotine snakt en, oh, hoe kostbaar is die sigaret wel niet geworden als hij die ten slotte mag opsteken.

Gedwongen onthouding leidt niet tot minder roken want de roker zal, zodra hij wel weer mag roken, zijn uitgestelde verlangen naar nicotine de vrije loop laten en zijn 'schade' dubbel en dwars inhalen.

Het zal de roker er alleen maar van doordringen hoe waardevol sigaretten zijn en hoe afhankelijk hij ervan is.

Het verraderlijkste aspect van deze gedwongen onthouding is het effect dat het heeft op zwangere vrouwen. We staan toe dat onschuldige tieners overladen worden met een hoeveelheid reclame die in omvang zijn weerga niet kent, met als resultaat dat ze verslaafd raken. Vervolgens, tijdens misschien wel de meest zware periode van hun leven, als ze sigaretten volgens hun misleide geesten het hardst nodig hebben, dwingt de medische wereld hen om het op te geven vanwege de schade die het aan de baby toebrengt. Velen lukt dat niet waardoor ze, zonder dat het hun fout was, de rest van hun leven met een schuldcomplex blijven rondlopen. Velen lukt het ook wel, voelen zich daar prettig bij en denken: 'Prima, ik doe dit voor mijn baby en na afloop van de zwangerschap ben ik dan mooi van de sigaretten af.' Dan komen de pijnen en de angstige momenten bij de bevalling, gevolgd door de euforie van de geboorte. De pijnen en de angst zijn voorbij, het prachtige kind is er – en het aloude mechanisme treedt in werking omdat een deel van de hersenspoeling nog intact is. De navelstreng is nog maar nauwelijks doorgeknipt of de sigaret zit al in de mond. Door het gelukzalige gevoel van de situatie is ze ongevoelig voor de vieze smaak. Ze wil niet opnieuw verslaafd raken. 'Eén sigaretje maar.' Te laat! Ze is alweer verslaafd. Er zit alweer nicotine in haar lichaam. Het aloude hunkeren begint weer en als ze al niet onmiddellijk verslaafd raakt, zorgt de postnatale depressie daar wel voor.

Ten aanzien van heroïneverslaafden, die volgens de letter van de wet criminelen zijn, neemt onze samenleving – overigens heel terecht – de houding aan van 'Wat kunnen we doen om deze stakkers te helpen?' Laten we ten aanzien van de arme roker dezelfde houding aannemen. Hij rookt niet omdat hij wil, maar omdat hij denkt dat hij wel moet, en, in tegenstelling tot de heroïneverslaafde, hij meestal jaren van mentale en fysieke kwelling moet doorstaan. We zeggen altijd dat een snelle dood beter is dan een langzame. Benijd de arme roker dus niet. Hij heeft uw medelijden nodig.

HOOFDSTUK 44

Advies aan niet-rokers

PROBEER UW ROKENDE VRIENDEN OF FAMILIELEDEN OVER TE HALEN DIT BOEK TE LEZEN

Bestudeer eerst de inhoud van dit boek en probeer u in de roker te verplaatsen.
Dwing hem niet om dit boek te lezen en probeer ook niet om hem te laten stoppen door hem te vertellen dat hij zijn gezondheid verknalt of zijn geld verspilt. Hij weet dat beter dan wie dan ook. Rokers roken niet omdat ze ervan genieten of omdat ze dat zo graag willen. Dat maken ze zichzelf en anderen wijs om hun zelfrespect niet te verliezen. Ze roken omdat ze zich afhankelijk voelen van sigaretten. Ze denken dat een sigaret hen ontspant en moed en zelfvertrouwen geeft en dat een leven zonder sigaretten nooit meer zo aangenaam kan zijn. Als je een roker probeert te dwingen om te stoppen, voelt hij zich klem gezet en zal hij zijn sigaret nog harder nodig hebben. Op die manier zou hij een stiekeme roker kunnen worden waardoor de sigaret nog kostbaarder voor hem wordt (zie hoofdstuk 26).
Leg in plaats daarvan het accent op de positieve kanten. Breng hem in contact met andere zware rokers die afgekickt zijn. Laat die ex-rokers vertellen hoe zij ooit ook dachten voor het leven aan sigaretten vast te zitten en hoeveel prettiger het is om een niet-roker te zijn.
Als hij eenmaal vertrouwd raakt met het idee dat hij kan stoppen, zal zijn geest zich openen. Probeer dan duidelijk te maken hoe de ontwenningsverschijnselen hem alleen maar op dwaalsporen hebben gebracht. Dat sigaretten je helemaal niet oppeppen, integendeel, dat het juist de sigaretten zijn die je zelfvertrouwen ondermijnen en je prikkelbaar en gespannen maken.
Hij zal nu misschien zover zijn dat hij het boek zelf wil lezen. Hij verwacht de ene bladzij na de andere met verhalen over longkanker, hart- en vaatziekten, enzovoort. Leg dan uit dat de benadering totaal anders is en dat verwijzingen naar ziekten slechts een klein onderdeel van het boek uitmaken.

STEUN GEVEN TIJDENS DE ONTWENNINGSPERIODE

Of de ex-roker het er nu wel of niet moeilijk mee heeft, laten we er voor het gemak vanuit gaan dat dat wel het geval is. Probeer zijn lijden niet weg te praten door hem te vertellen dat het makkelijk is om te stoppen; dat kan hij zelf wel. Zeg in plaats daarvan hoe trots u bent, hoeveel beter hij eruitziet, hoeveel lekkerder hij ruikt, hoeveel beter zijn ademhaling is. Als een roker een stoppoging onderneemt zal de euforie van de poging zelf en de aandacht die hij van vrienden en collega's krijgt hem op weg helpen. Maar men vergeet dat gauw, dus blijf hem prijzen.

Omdat hij zelf niet over roken begint, denkt u misschien dat hij er niet meer aan denkt en wilt u hem er niet aan herinneren. Bij de Wilskracht Methode is vaak het tegenovergestelde het geval, en is dat het enige dat de ex-roker bezighoudt. Schroom dus niet om het onderwerp ter sprake te brengen en blijf hem prijzen; hij zegt zelf wel als hij er niet aan herinnerd wil worden.

Doe tijdens de ontwenningsperiode al het mogelijke om spanningen weg te nemen. Bedenk wat u zou kunnen doen om dingen aangenaam te maken.

Ook voor niet-rokers is het de moeite waard om dit uit te proberen. Als in een groep één iemand irritant is, kan dat op iedereen overslaan. Probeer dus, als de ex-roker geïrriteerd is, dat te ondervangen. Hij reageert zich misschien op u af maar laat dat voor wat het is; op dit moment heeft hij uw steun en sympathie het meest nodig. Als u zelf geïrriteerd bent, probeer dat dan niet te laten merken.

Een van de trucjes die ik uithaalde toen ik met behulp van de Wilskracht Methode probeerde te stoppen was om een woedeuitbarsting te krijgen, in de hoop dat mijn vrouw of vrienden zouden zeggen: 'Ik kan het niet langer aanzien dat je zo lijdt, neem in vredesnaam een sigaret.' De roker lijdt dan geen gezichtsverlies, hij heeft het niet opgegeven – hij heeft een instructie opgevolgd. Als een ex-roker dit spelletje speelt, ga hem onder geen enkele voorwaarde aanmoedigen om te roken. Zeg in plaats daarvan: 'Als sigaretten die uitwerking op je hebben, wat is het dan een zegen dat je daar binnenkort van af bent. Wat fantastisch dat je het besef en de moed had om ermee te kappen.'

Tot slot: help mee om dit schandaal te beëindigen

Naar mijn mening is sigaretten roken het grootste schandaal van de westerse samenleving, atoomwapens meegerekend.
De ware basis van de beschaving, de reden waarom de menselijke soort zich zo heeft kunnen ontwikkelen, is zonder twijfel het vermogen om onze kennis en ervaringen door te geven, niet alleen aan elkaar maar ook aan volgende generaties. Zelfs lagere soorten vinden het noodzakelijk om hun nakomelingen te waarschuwen voor de valkuilen in het leven.
Zolang atoomwapens niet gebruikt worden, is er geen probleem. De mensen die voor nucleaire bewapening pleiten, kunnen dat volhouden door zelfvoldaan te zeggen: 'Ze handhaven de vrede.' Hoe dan ook, als ze wél gebruikt worden, is meteen het rookprobleem en ook ieder ander probleem opgelost. Politici hebben bovendien het meevallertje dat er niemand meer is die kan zeggen: 'Jullie hadden ongelijk.' (Ik vraag me weleens af of ze om die reden voor atoomwapens zijn.)
Hoezeer ik het ook oneens ben met atoomwapens, de beslissingen daarover worden in elk geval in goed vertrouwen genomen, vanuit het geloof dat ze de mensheid ten goede komen; over het roken daarentegen zijn de werkelijke feiten bekend. Misschien dat tijdens de Tweede Wereldoorlog de mensen echt dachten dat sigaretten je moed en vertrouwen gaven. Nu weten de autoriteiten dat dat bedrog is. Kijk nou eens naar de tegenwoordige sigarettenadvertenties. Ze verwijzen niet naar ontspanning of genot. Wat ze verkondigen heeft alleen met de afmeting of de kwaliteit van de tabak te maken. Waarom zouden we ongerust moeten zijn over de afmeting en de kwaliteit van een vergif?
De pure hypocrisie is niet te geloven. Als samenleving winden we ons op over heroïneverslaving. In vergelijking met sigaretten zijn dat problemen die slechts een rimpeling in de vijver veroorzaken. Ooit was 60 procent van de bevolking aan nicotine verslaafd en voor de meesten gaat het merendeel van het zakgeld aan sigaretten op. Per jaar laten vele duizenden Nederlanders, voornamelijk jongeren, hun leven verpesten omdat ze verslaafd raken.

Roken is veruit de belangrijkste factor bij dodelijke ziekten in de westerse samenleving maar toch is onze eigen regering de grootste belanghebbende. De Nederlandse schatkist wordt jaarlijks met 3 miljard gulden gespekt ten koste van de ellende van nicotineverslaafden. De tabaksindustrie besteedt alleen al in Nederland jaarlijks meer dan 200 miljoen gulden om reclame te maken voor die viezigheid.

Het is heel slim bekeken allemaal. De tabaksfirma's zetten die gezondheidswaarschuwing op hun pakjes en onze regering besteedt af en toe een luttel bedragje aan een tv-spotje of een campagne die waarschuwt voor de risico's. Op die manier kunnen ze met een gerust hart zeggen: 'We hebben u voor de gevaren gewaarschuwd. Het is uw eigen keuze.' De roker heeft niet meer keuze dan de heroïneverslaafde. Rokers besluiten niet om verslaafd te raken; ze worden in een geraffineerde val gelokt. Als rokers de keuze zouden hebben, zouden morgenochtend de enige rokers jongeren zijn, die net zijn begonnen en die nog geloven dat ze ieder moment kunnen stoppen.

Waarom met twee maten meten? Hoe komt het dat heroïneverslaafden als criminelen beschouwd worden maar zich wel als verslaafden kunnen laten registreren en gratis methadon en een goede medische begeleiding krijgen om ervan af te komen? Probeer je maar eens als nicotineverslaafde te laten registreren. Je kunt geen sigaretten tegen kostprijs krijgen. Je betaalt vele malen de werkelijke waarde en de regering vaart er wel bij. Alsof de roker al niet genoeg zorgen aan zijn kop heeft!

Als u naar uw huisarts gaat, zal hij u waarschijnlijk vertellen dat u ermee op moet houden omdat het erg ongezond is. Maar dat wist u al. Of hij schrijft u een kauwgom voor waar de drug in zit waarvan u probeert af te kicken.

Bangmakende praatjes helpen de roker niet bij het stoppen. Ze maken het moeilijker. Ze jagen de roker alleen maar de stuipen op het lijf waardoor hij zelfs meer wil roken. Het voorkomt zelfs niet dat jongeren verslaafd raken. Jongeren weten dat je doodgaat van sigaretten, maar ze weten ook dat dat met één sigaret niet gebeurt. Omdat de gewoonte zo wijd verspreid is, zal de jongere vroeg of laat, door sociale druk of uit nieuwsgierigheid, een sigaretje proberen.

En *omdat* het zo vies smaakt zal hij waarschijnlijk verslaafd raken.

Hoe komt het dat we toestaan dat dit schandaal doorgaat? Waarom komt onze regering niet met een goede campagne? Waarom vertellen ze ons niet dat nicotine een drug is en een dodelijk vergif, dat het je niet ontspant of vertrouwen geeft, maar je zenuwstelsel aantast en dat je al door één sigaret verslaafd kunt raken?

Ik moet denken aan het boek *De tijdmachine* van H.G. Wells. Daarin wordt een incident in de verre toekomst beschreven waarbij een man in een rivier valt. Zijn makkers blijven zo'n beetje als vee aan de kant staan, ongevoelig voor zijn wanhoopskreten. Ik vond dat incident onmenselijk en heel verontrustend. Ik vind de algehele apathie van onze maatschappij ten opzichte van het rookprobleem eigenlijk van dezelfde orde. In Engeland staan we toe dat darts-toernooien, die door de tabaksindustrie gesponsord worden, op piekuren op televisie worden uitgezonden. Je hoort iemand schreeuwen 'Honderdtachtig!' Vervolgens komt de speler in beeld terwijl hij een sigaret opsteekt. Stel u de commotie eens voor als het toernooi door de mafia zou worden gesponsord en de speler een heroïneverlaafde was die in beeld wordt gebracht terwijl hij een naald in zijn arm steekt.

Hoe komt het dat we de maatschappij toestaan dat gezonde jonge schoolkinderen, jongeren wier leven compleet is voordat ze met roken beginnen, de rest van hun leven moeten bloeden om het voorrecht te hebben zich mentaal en fysiek te verminken met het vooruitzicht van een leven van slavernij, viezigheid en ziekte?

Misschien vindt u dat ik overdrijf. Helemaal niet. Mijn vader werd toen hij even in de vijftig was, geveld ten gevolge van sigaretten. Hij was een sterke man en zou anders misschien nog in leven zijn geweest.

Ik denk dat ik vlak bij de dood zat toen ik midden veertig was; de oorzaak zou waarschijnlijk aan hersenbloeding zijn toegeschreven en niet aan sigaretten. Ik word nu geconsulteerd door mensen die door het roken invalide zijn geworden of in hun laatste fase verkeren. En, als u even nadenkt, kent u er waarschijnlijk ook velen. Er is een enorme verandering op komst in onze samenleving. Er is een sneeuwbal gaan rollen en ik hoop dat die mede door dit boek in een lawine verandert.

Ook u kunt helpen aan het verbreiden van de boodschap.

* * *

Mocht u verdere informatie willen hebben over de Methode Allen Carr of een groepssessie willen bijwonen onder leiding van een door Allen Carr getrainde Nederlandse of Belgische therapeut, schrijft u dan naar:

STOPPEN MET ROKEN VOLGENS ALLEN CARR
POSTBUS 75653 – 1070 AR AMSTERDAM
Telefoon 020-6798374
òf
MARIALEI 47
2018 ANTWERPEN
Telefoon 03/281.62.55